国家卫生健康委员会"十四五"规划教材

全国中等卫生职业教育教材

供护理专业用

病原生物与免疫学基础

第4版

主　编　郑小波　刘忠立

副主编　刘建红

U0307482

编　者（以姓氏笔画为序）

于海潮（山东省烟台护士学校）

王丽红（吕梁市卫生学校）

丛瑞华（黑龙江护理高等专科学校）

刘忠立（山东省青岛卫生学校）

刘建红（山西省长治卫生学校）

杨全凤（辽宁省本溪市卫生学校）

宋军华（山东省青岛卫生学校）

周　雪（安徽省淮南卫生学校）

郑小波（重庆市医药卫生学校）

郑端增（广东省潮州卫生学校）

梁艳丽（桂东卫生学校）

人民卫生出版社

·北　京·

版权所有，侵权必究！

图书在版编目（CIP）数据

病原生物与免疫学基础 / 郑小波，刘忠立主编. —
4 版. —北京：人民卫生出版社，2022.11（2023.10 重印）
ISBN 978-7-117-33838-7

Ⅰ.①病…　Ⅱ.①郑…　②刘…　Ⅲ.①病原微生物－
中等专业学校－教材②医药学－免疫学－中等专业学校－
教材　Ⅳ.①R37②R392

中国版本图书馆 CIP 数据核字（2022）第 195353 号

人卫智网	www.ipmph.com	医学教育、学术、考试、健康， 购书智慧智能综合服务平台
人卫官网	www.pmph.com	人卫官方资讯发布平台

病原生物与免疫学基础
Bingyuan Shengwu yu Mianyixue Jichu
第 4 版

主　　编：郑小波　刘忠立
出版发行：人民卫生出版社（中继线 010-59780011）
地　　址：北京市朝阳区潘家园南里 19 号
邮　　编：100021
E - mail：pmph @ pmph.com
购书热线：010-59787592　010-59787584　010-65264830
印　　刷：北京汇林印务有限公司
经　　销：新华书店
开　　本：850×1168　1/16　印张：13
字　　数：277 千字
版　　次：2002 年 1 月第 1 版　　2022 年 11 月第 4 版
印　　次：2023 年 10 月第 3 次印刷
标准书号：ISBN 978-7-117-33838-7
定　　价：46.00 元
打击盗版举报电话：010-59787491　E-mail：WQ @ pmph.com
质量问题联系电话：010-59787234　E-mail：zhiliang @ pmph.com
数字融合服务电话：4001118166　E-mail：zengzhi @ pmph.com

修订说明

为服务卫生健康事业高质量发展，满足高素质技术技能人才的培养需求，人民卫生出版社在教育部、国家卫生健康委员会的领导和支持下，按照新修订的《中华人民共和国职业教育法》实施要求，紧紧围绕落实立德树人根本任务，依据最新版《职业教育专业目录》和《中等职业学校专业教学标准》，由全国卫生健康职业教育教学指导委员会指导，经过广泛的调研论证，启动了全国中等卫生职业教育护理、医学检验技术、医学影像技术、康复技术等专业第四轮规划教材修订工作。

第四轮修订坚持以习近平新时代中国特色社会主义思想为指导，全面落实党的二十大精神进教材和《习近平新时代中国特色社会主义思想进课程教材指南》《"党的领导"相关内容进大中小学课程教材指南》等要求，突出育人宗旨、就业导向，强调德技并修、知行合一，注重中高衔接、立体建设。坚持一体化设计，提升信息化水平，精选教材内容，反映课程思政实践成果，落实岗课赛证融通综合育人，体现新知识、新技术、新工艺和新方法。

第四轮教材按照《儿童青少年学习用品近视防控卫生要求》（GB 40070—2021）进行整体设计，纸张、印刷质量以及正文用字、行空等均达到要求，更有利于学生用眼卫生和健康学习。

前　言

本教材修订坚持以习近平新时代中国特色社会主义思想为指导,全面贯彻党的教育方针和卫生健康工作方针,全面落实党的二十大精神进教材要求,落实立德树人根本任务。本次修订依据职业教育国家教学标准体系文件要求,针对中等职业教育护理专业人才培养目标和培养规格,坚持"三基、五性"的教材编写基本原则,突出课程思政要求。

病原生物与免疫学基础是中等职业教育护理专业选修课程,本课程的任务是让学生具有常见病原生物、寄生虫、免疫学基本知识和基本技能,培养学生树立服务人民、奉献社会的人生观,养成爱岗敬业的职业道德和求真求实的科学精神,为后续课程的学习奠定基础。本教材内容含病原生物、免疫学基础、寄生虫三部分,包括细菌及病毒生物学性状、常见病原体和病毒;免疫学相关概念、超敏反应及免疫学应用;常见人体寄生虫的形态、生活史、致病性、标本采集与检查、防治原则。

本教材在编写中突出了以下特点:①融入课程思政内容。在学习目标中增加了素质目标,在"工作情景与任务"以及"护理学而思""知识拓展"等特色栏目中融入课程思政元素,着力培养学生"敬佑生命、救死扶伤、甘于奉献、大爱无疆"的职业精神,实现职业素养与专业知识和技能融合,相互促进。②体现时代性和适用性。对教学内容进行调整,增加2019新型冠状病毒的相关知识。对寄生虫部分等与工作岗位需求关联不紧密的内容进行了精简。③融入数字教学内容。本教材是以融合出版形式呈现的新形态教材,数字资源中配有教学课件和自测题,以期实现教材与教学要求匹配,与岗位需求对接,与执业资格考试接轨。④体现"做中学,做中教"。本教材在临床常见病原体及临床免疫等部分设计了"工作情景与任务""护理学而思"等特色栏目,体现了课程教学内容与护理工作岗位需求的对接,实现职业教育的项目式、任务式教学要求。

本教材供全国中等卫生职业学校护理及其他相关专业使用。各使用学校可根据各自人才培养方案及具体情况对教学内容予以调整,亦可调整教学顺序。

本教材在编写过程中,得到了各位编写人员和所在学校的大力支持,在此一并表示感谢。因经验和编写能力所限,本教材存在的错误和疏漏之处,恳请广大师生批评指正。

郑小波　刘忠立

2023 年 9 月

目　录

第一章 ｜ 绪论

01章 数字内容

学习目标

1. 具有求真务实、积极探索的科学精神。
2. 掌握微生物的分类和免疫的功能。
3. 熟悉微生物、病原生物、寄生虫和免疫的概念。
4. 了解微生物的特点。
5. 能初步运用病原生物与免疫知识解释与之相关的临床现象。

一、微生物与人类的关系

微生物能感染人体，引起疾病。实际上，这种微生物只占其中的少数，绝大多数微生物对人和动植物是有益的，有些甚至是必需的。微生物是地球上最古老的生命形式，有研究表明，它们已经在地球上生存了超过30亿年，远比植物、动物和其他生物出现的时间早。因此，它们也构成了地球上食物链的底层，作用不容小觑。微生物参与了自然界的物质循环，对氮、碳、硫等元素的循环起着重要作用。例如，土壤中的微生物能将死亡动植物的蛋白质转化为含氮的无机化合物，满足植物生长需要；空气中的氮气需要固氮菌等的作用，才能被植物吸收和利用。据估计，每年微生物降解有机物后，向自然界提供的碳高达950亿吨。因此，没有微生物，物质就不能循环，植物就不能进行代谢，人类和动物也将难以生存。

微生物在自然界分布广泛，其中在土壤中的微生物数量最多，一克土壤中可含几亿甚至几十亿个微生物。同时，微生物也广泛分布在人和动物的体表以及与外界相通的腔道中，它的数量相当于人体细胞的10倍。微生物在人体不同部位的分布有明显差异，其中以人体肠道分布的数量最多，大约占人体微生物总数的80%。

微生物广泛应用在人类生活的各个领域。在农业和环境保护方面，微生物肥料、微生物杀虫剂、农用抗生素等取代各种化学肥料和化学农药,有效减少环境污染;工业方面,微生物广泛应用于食品发酵、石油、化工、皮革、纺织、冶金、垃圾无害化处理、污水处理等行业;在医药工业方面,利用微生物制造抗生素、维生素和辅酶等;近年来,在基因工程技术中用微生物作为基因载体生产胰岛素、干扰素等生物制品。同时,微生物也作为研究材料广泛应用于遗传学、分子生物学研究。

二、病原生物的概念与特点

具有致病性的微生物与寄生虫称为病原生物。还有一些微生物和寄生虫,在正常情况下不致病,只有在特定情况下才导致疾病的发生,因此将其称为条件致病生物,如条件致病菌。

(一)微生物

微生物(microorganism)是存在于自然界的一大群肉眼不能直接看见,必须借助光学显微镜或电子显微镜放大几百倍、几千倍甚至几万倍才能观察到的微小生物。绝大多数微生物对人类是有益的,少数微生物能引起人和动物、植物疾病,这些具有致病性的微生物称为病原微生物。如历史上有名的大瘟疫——鼠疫、霍乱和天花都是由微生物引起的。微生物具有以下几个共同特点。

1. 个体微小 微生物的体形极其微小,常以微米(μm)或纳米(nm)作为测量单位。但各种微生物个体大小差异明显,一般来讲,真核细胞型微生物、原核细胞型微生物与非细胞型微生物的大小约以 10:1 的比例递减。如葡萄球菌的直径约为 1μm,流感病毒直径 80~120nm。

2. 结构简单 微生物由原核或真核细胞生命物质所组成,以单细胞、简单多细胞或无细胞形式存在,结构相当简单。如细菌的结构为单细胞结构,病毒无完整的细胞结构。

3. 种类繁多 微生物的种类达数十万种以上。大量的微生物构成了一个生物多样性的微生物世界。根据微生物有无细胞基本结构、化学组成、分化程度等差异,可将微生物分为三大类。

(1)非细胞型微生物:是最小的一类微生物,能通过细菌滤器,没有完整的细胞结构,缺乏产生能量的酶系统,由单一核酸(DNA 或 RNA)和蛋白质衣壳组成,只能在活细胞内增殖,病毒属于这一类微生物。

(2)原核细胞型微生物:细胞核分化程度低,仅有 DNA 盘绕形成的拟核,无核膜和核仁,缺乏完整的细胞器。这一类微生物包括细菌、放线菌、衣原体、支原体、立克次体和螺旋体。

(3)真核细胞型微生物:细胞核分化程度较高,有核膜、核仁和染色体,细胞质内有多种细胞器(内质网、高尔基复合体、线粒体等),能进行有丝分裂。此类微生物常见的有真菌、大多数藻类等。

4. 分布广泛　在自然界，微生物可谓无处不有，无孔不入，无论是人迹罕至的南极北极，还是气候恶劣的沙漠，无论是在万米高空的大气层，还是深不可测的海底，都有微生物存在。人和动物的体表以及与外界相通的腔道中也有数量不等、种类不同的微生物存在。

5. 繁殖迅速　微生物代谢旺盛，繁殖迅速。微生物的繁殖方式简单，绝大多数为无性繁殖，繁殖速度极快，很多细菌 20 分钟即可繁殖一代，在生物界，微生物具有最高的繁殖速度。

6. 数量巨大　由于微生物的营养谱极广，生长条件要求不高，繁殖较快，因此凡有微生物生存之处，它们都有巨大的数量。其中以土壤中的微生物最多，如每克土壤可含几亿甚至几十亿个细菌。人的肠道中寄居着 100～400 种微生物，为肠道正常菌群，总数可达 100 万亿。

7. 容易变异　微生物的基因组小，且大多处于活动状态，容易发生变异。同时微生物与外界环境直接紧密接触，易受环境因素的影响，发生变异，有很强的外环境适应力。如细菌的形态、结构、毒力、耐药性等发生变异。

（二）寄生虫

在生物界，一些低等生物失去了在外界环境中自主生活的能力，暂时或永久居留在其他生物的体表或体内，从这些生物中摄取营养，维持生存，并对其产生损害，这些低等生物称为寄生虫。

寄居在人体并引起机体损伤的寄生虫，称为人体寄生虫，包括医学原虫、医学蠕虫和医学节肢动物三类。

1. 医学原虫　单细胞真核动物，具有独立和完整的生理功能。寄生于人体的原虫均属原生动物门，约 40 余种。其中有一些原虫对人体有致病作用，包括：叶足纲，如溶组织内阿米巴；动鞭纲，如利士曼原虫；孢子纲，如疟原虫；动基裂纲，如结肠小袋纤毛虫等。

2. 医学蠕虫　为多细胞无脊椎动物，体软，借肌肉伸缩蠕动。寄生于人体的蠕虫约 160 多种，其中重要的有 20～30 种，包括属于扁形动物门吸虫纲的吸虫和绦虫纲的绦虫、线形动物门线虫纲的线虫、棘头动物门棘头虫纲的棘头虫。

3. 医学节肢动物　主要指无脊椎动物中的节肢动物门，有 13 个纲。与人类关系密切的主要有蛛形纲的蠕螨类和昆虫纲的昆虫。

我国地域辽阔，自然条件极其复杂，动植物种类繁多，已发现的人体寄生虫多达 239 种，曾经是寄生虫病流行最严重的国家之一。新中国成立以来，我国寄生虫病防治工作取得了举世瞩目的成绩。疟疾、血吸虫病、丝虫病、黑热病及钩虫病是曾经在我国肆虐多年的"五大寄生虫病"。在党的领导下，经过广大医务卫生防疫人员的艰苦奋斗，已经消除了丝虫病、黑热病，血吸虫病、疟疾、钩虫病也得到有效控制。近年来，一些新出现的食物源性寄生虫病病例报道增多，同时改革开放后国际交流的频繁也给我国寄生虫病防治带来了新问题，如输入性寄生虫病的输入和扩散。因此，在未来相当长的时间，寄生虫病依然是我国一个不容忽视的公共卫生问题。

三、免疫的概念与功能

现代免疫学认为,免疫(immunity)是指机体识别和排除抗原性异物,维护自身生理平衡和稳定的功能。执行免疫功能的器官、组织、细胞和分子构成免疫系统。免疫细胞和分子针对抗原性异物产生的反应称之为免疫应答。

免疫的本质特征是识别"自我"和"非我"。免疫学上,所谓"自我"成分是指机体发育早期,机体免疫系统接触过的物质,包括外源性物质。其他外源性物质以及因特殊解剖学原因未接触过免疫系统的自身物质,如脑、眼球、睾丸内的成分,均是"非我"成分。"自我"成分不会引起免疫应答,机体发生免疫耐受,即机体免疫系统不会攻击自身成分,避免破坏自身的组织细胞导致自身免疫病的发生。"非我"成分会引起免疫系统的攻击,导致的是免疫应答。当外源的病原微生物(细菌、病毒等)进入机体,机体的免疫系统就会将它们认定为"非我"物质,发生免疫应答,清除外源性的病原微生物。机体的免疫系统具有三大功能,分别是免疫防御、免疫监视和免疫自稳(表1-1)。

1. 免疫防御 是指机体抵抗外源的病原微生物及其毒性代谢产物感染的一种生理性的保护反应。正常条件下,能发挥有效的抗感染作用,及时清除进入机体的病原微生物及其毒性代谢产物。反应过高可引起机体组织细胞损伤或生理功能异常而导致超敏反应的发生;反应过低或缺陷,病原微生物可在机体内大量生长繁殖发生感染或引起免疫缺陷病。

2. 免疫监视 是指机体及时识别、清除体内突变的肿瘤细胞和病毒感染细胞的一种生理功能。正常条件下有抗肿瘤和病毒性疾病的作用。该功能失调,可导致肿瘤或病毒持续感染。老年人群中肿瘤发生率高于一般人群就与他们免疫监视功能的下降有关。

3. 免疫自稳 是指机体免疫系统各组成之间相互协调,维持内环境相对平衡和稳定的一种生理功能。正常条件下,机体可以及时清除体内衰老、损伤或凋亡细胞和免疫复合物等。该功能紊乱,会导致辨"异"失误,使机体正常组织细胞遭到破坏,引起生理功能紊乱和自身免疫病。

表1-1 免疫的功能及表现

免疫功能	正常表现	异常表现
免疫防御	抵抗各种感染	超敏反应/免疫缺陷病
免疫监视	清除突变细胞及病毒感染细胞	肿瘤、病毒持续感染
免疫自稳	清除衰老、损伤的细胞	自身免疫病

章末小结

本章的学习重点是病原生物、微生物、病原微生物、寄生虫、免疫的概念；微生物的种类；免疫的功能。学习难点是免疫的识别"自我"和"非我"本质；机体免疫系统具备的免疫防御、免疫监视和免疫自稳三大功能。在学习过程中，应注意比较非细胞型、原核细胞型、真核细胞型微生物的基本结构、化学组成、分化程度等差异，能正确判断常见微生物的类别。理解和区别机体免疫系统三大功能的正常和异常表现。

（郑小波）

思考与练习

1. 微生物有哪些种类？它们的结构特点是什么？
2. 什么是人体寄生虫？它的种类包括有哪些？
3. 机体的免疫功能有哪些？

第二章 | 细菌概述

02章 数字内容

学习目标

1. 具有积极探索、严谨求实的科学素养。
2. 掌握细菌的基本结构和特殊结构;正常菌群、条件致病菌、灭菌、消毒、无菌操作的概念;内毒素与外毒素的区别;感染的概念及类型。
3. 熟悉细菌生长繁殖的条件、方式;合成代谢产物;感染的来源、传播方式、类型;常见物理消毒灭菌法;医院感染的概念及常见感染类型。
4. 了解细菌的人工培养及变异现象;细菌在自然界和人体的分布。
5. 初步学会细菌涂片和革兰氏染色法的操作及结果判断;正确应用常用消毒灭菌方法。

第一节 细菌的形态与结构

细菌(bacterium)是一类具有细胞壁的原核细胞型微生物。广义的细菌概念包括细菌、放线菌、衣原体、支原体、立克次体、螺旋体等各类原核细胞型微生物。狭义的细菌概念仅指在原核细胞型微生物中数量最大,种类最多的细菌。细菌具有个体微小、结构简单、代谢旺盛、繁殖迅速等特点。

一定环境条件下,细菌具有相对稳定的形态和结构。了解细菌的形态和结构,对研究细菌的生理功能、致病机制、免疫性以及鉴别细菌、诊断和防治疾病等具有重要意义。

一、细菌的大小与形态

(一)细菌的大小

细菌的个体微小,需用显微镜放大数百倍至上千倍才能看到。通常以微米(μm,

1μm=1/1 000mm)作为测量单位。不同种类的细菌大小不一,同种细菌随菌龄和环境的变化也有差异。多数球菌的直径约为1μm,中等大小的杆菌长2~3μm,宽0.3~0.5μm。

（二）细菌的形态

细菌的基本形态可分为球形、杆形和螺旋形三种,根据其基本形态可将细菌分为球菌、杆菌和螺形菌三大类(图2-1)。

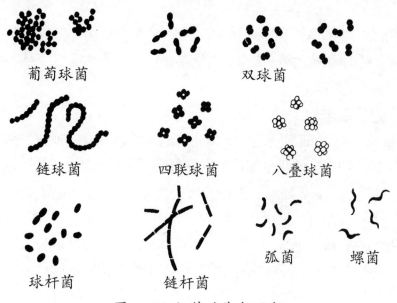

葡萄球菌　　　　　　　双球菌

链球菌　　　　四联球菌　　　八叠球菌

球杆菌　　　　链杆菌　　　弧菌　　螺菌

图 2-1　细菌的基本形态

1. 球菌　菌体外观呈球形或近似球形(肾形、豆形、矛头形等)。根据细菌繁殖时细胞分裂平面和分裂后菌体相互黏附情况的差异,形成不同的排列方式:

（1）双球菌:细菌在一个平面上分裂,分裂后两个菌体成对排列,如脑膜炎奈瑟菌、淋病奈瑟菌。

（2）链球菌:细菌在一个平面上分裂,分裂后多个菌体相连排列成链状,如乙型溶血性链球菌。

（3）葡萄球菌:细菌在多个不规则的平面上分裂,分裂后菌体无一定规则的粘连在一起呈葡萄状,如金黄色葡萄球菌。

此外,还有在两个相互垂直的平面上分裂为四个菌体,分裂后每四个菌体排列呈正方形的四联球菌,如四联加夫基菌;在三个相互垂直的平面上分裂为八个菌体,分裂后八个菌体排列呈正方体的八叠球菌,如藤黄八叠球菌。无论何种球菌,除上述典型排列方式外,还可看到单个菌体存在。

2. 杆菌　杆菌的大小、长短、粗细差异性大,形态多数呈直杆状,也有的菌体稍弯。根据菌体两端形状和排列方式,可分为球杆菌、棒状杆菌、分枝杆菌和链杆菌等。杆菌多为分散存在,少数呈链状、栅栏状、八字或分支状排列。

3. 螺形菌　菌体弯曲,有的菌体只有一个弯曲,呈弧形或逗点状,称为弧菌,如霍乱弧菌;有的菌体有数个弯曲,称为螺菌,如鼠咬热螺菌;也有的菌体细长,弯曲呈弧形或螺旋形,称为螺杆菌,如幽门螺杆菌。

通常细菌在适宜条件下培养 8～18 小时,形态较为典型;当培养基成分、培养时间、酸碱度及温度等环境条件改变时或细菌受抗生素等作用后,菌体则可能出现多形态。

二、细菌的结构

细菌的结构包括基本结构和特殊结构两部分。基本结构是各种细菌所共有的,包括细胞壁、细胞膜、细胞质和核质等;特殊结构是某些细菌在一定条件下所特有的结构,包括荚膜、鞭毛、菌毛和芽孢等。

(一)细菌的基本结构

1. 细胞壁(cell wall) 细胞壁是位于细菌的最外层,包绕在细胞膜外的一层坚韧而富有弹性的膜状结构。细胞壁的化学组成复杂,并因菌种而异。光学显微镜下不易看到,经高渗溶液处理使其与细胞膜分离后,再经特殊染色才可见,或用电子显微镜可直接观察。用革兰氏染色法可将细菌分为两大类,即革兰氏阳性菌(G⁺ 菌)和革兰氏阴性(G⁻ 菌)。两类细菌细胞壁均具有肽聚糖,但它们各自还具有其特殊的组成成分。

(1)G⁺ 菌:细胞壁较厚(20～80nm),主要是由肽聚糖和磷壁酸构成。

1)肽聚糖:又称黏肽、糖肽或胞壁质,是 G⁺ 菌细胞壁的主要化学成分,由聚糖骨架、四肽侧链和五肽交联桥三部分形成坚韧牢固的三维立体结构(图 2-2)。肽聚糖的聚糖骨架由 N- 乙酰葡糖胺(G)和 N- 乙酰胞壁酸(M)两种单糖交替间隔排列,通过 β-1,4-糖苷键连接形成。聚糖骨架被破坏,可导致细菌裂解。β-1,4- 糖苷键是溶菌酶的作用靶点。G⁺ 菌细胞壁中肽聚糖层数多,15～50 层;含量高,占细胞壁干重的 50%～80%。凡是能破坏肽聚糖结构或抑制其合成的物质,均可损伤细胞壁而使细菌变形或裂解。如青霉素、溶菌酶能干扰肽聚糖的合成,故对 G⁺ 菌具有杀灭作用。

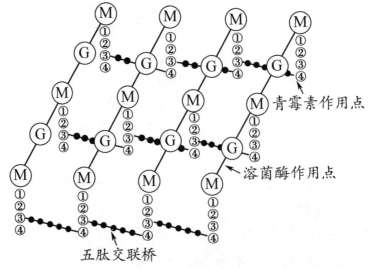

图 2-2 金黄色葡萄球菌细胞壁肽聚糖结构模式图

2）磷壁酸：是 G⁺ 菌特有的化学成分，穿插于肽聚糖中，并延伸至细胞壁外。磷壁酸具有黏附作用，与细菌致病性有关。磷壁酸抗原性很强，是 G⁺ 菌重要的表面抗原。磷壁酸按其结合部位不同，分为壁磷壁酸和膜磷壁酸（或称为脂磷壁酸）。G⁺ 菌细胞壁结构见图 2-3。

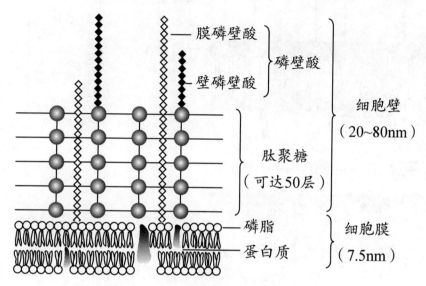

图 2-3　G⁺ 菌细胞壁结构示意图

（2）G⁻ 菌：细胞壁较薄（10～15nm），由肽聚糖和外膜构成。

1）肽聚糖：其结构与 G⁺ 菌不同，仅由聚糖骨架和四肽侧链构成，无五肽交联桥，为疏松的二维平面结构（图 2-4）。G⁻ 菌细胞壁的肽聚糖含量少，只有 1～2 层，占细胞壁干重的 5%～20%。

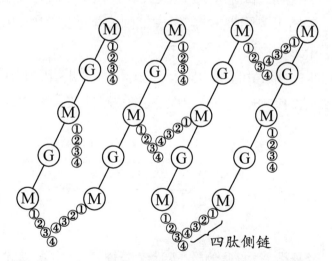

图 2-4　大肠埃希菌细胞壁肽聚糖结构模式图

2）外膜：是 G⁻ 菌特有的化学成分，G⁻ 菌细胞壁的主要结构，位于肽聚糖层外。外膜占细胞壁干重的 80%，由内向外依次为脂蛋白、脂质双层、脂多糖（LPS）3 层结构（图 2-5）。脂多糖是 G⁻ 菌的内毒素，与细菌的致病性有关。脂多糖由脂质 A、核心多糖和特异多糖三部分组成，其中脂质 A 是内毒素的毒性和生物学活性的主要成分，无种属特异性，所以不同细菌的内毒素毒性作用相似。由于 G⁻ 菌细胞壁含肽聚糖少,且有外膜多层结构的保护作用,因此,对青霉素、溶菌酶不敏感。G⁻ 菌细胞壁结构见图 2-5。

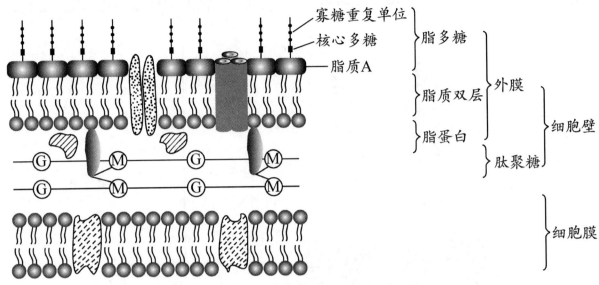

图 2-5　G⁻ 菌细胞壁结构示意图

由于 G⁺ 菌和 G⁻ 菌的细胞壁结构不同(表 2-1),导致两类细菌在染色性、免疫原性、致病性以及对药物的敏感性等方面均有很大差异。细菌细胞壁受某些理化或生物因素的直接破坏,或合成被抑制,但在高渗环境中细菌仍可存活,这种细胞壁受损仍然能够生长和分裂的细菌称为细菌细胞壁缺陷型或细菌 L 型。某些细菌 L 型仍具有一定的致病性,常引起慢性感染,如尿路感染、骨髓炎、心内膜炎等。临床上如遇有症状明显、迁延不愈、而且标本常规细菌培养结果为阴性的,应考虑细菌 L 型感染的可能,应当做细菌 L 型的专门分离培养,并更换抗菌药物。

细胞壁的主要功能:①维持细菌的固有形态;②参与细菌内外物质交换;③保护细菌抵抗低渗环境;④与细菌的致病性、免疫原性、药物敏感性及染色性有关。

表 2-1　G⁺ 菌和 G⁻ 菌细胞壁结构比较

细胞壁	G⁺ 菌	G⁻ 菌
强度	较坚韧	较疏松
肽聚糖层数	15～50 层	1～2 层
肽聚糖结构	聚糖骨架、四肽侧链、五肽交联桥	聚糖骨架、四肽侧链
肽聚糖含量	占细胞壁干重的 50%～80%	占细胞壁干重的 5%～20%
磷壁酸	+	-
外膜	-	+
溶菌酶作用	敏感	不敏感
青霉素作用	敏感	不敏感

2. 细胞膜 细胞膜是位于细胞壁内侧紧包在细胞质外面的一层柔软并富有弹性的半渗透性生物膜。主要化学成分为脂质、蛋白质及少量多糖。基本结构与其他生物细胞膜基本相同,由脂质双层构成,其内镶嵌着具有特殊作用的酶和载体蛋白。膜内不含胆固醇是与真核细胞的区别点。

细胞膜的主要功能:①参与菌体内外物质交换;②参与细胞的呼吸过程;③是细菌生物合成的重要场所;④参与细菌分裂。细胞膜部分内陷、折叠、卷曲形成的囊状结构称为中介体,可有一个或多个,多见于 G^+ 菌。

3. 细胞质 细胞质是由细胞膜包裹的溶胶状物质。基本成分是水、蛋白质、脂质、核酸及少量的糖和无机盐。其内含有多种酶系统,是细菌新陈代谢的主要场所。此外细胞质中还含有许多重要结构。

(1)核糖体:又称核蛋白体。是游离于细胞质中的微小颗粒,数量可达数万个,由 RNA 和蛋白质组成,是细菌合成蛋白质的场所。有些抗生素如红霉素、链霉素,能分别与细菌核糖体的大、小亚基结合,干扰蛋白质合成,抑制细菌的生长和繁殖。但该类抗生素对人类的核糖体无影响。

(2)质粒:是细菌染色体外的遗传物质,为环状闭合的双股 DNA 分子。质粒携带遗传信息,控制细菌某些特定的遗传性状,但不是细菌生命活动必需的遗传物质,失去后细菌仍能正常存活。质粒能自我复制,并随细菌的繁殖传给子代,还可通过接合或转导方式在细菌间传递。医学上重要的质粒有 F 质粒(致育性质粒)、R 质粒(耐药性质粒)等,分别决定细菌性菌毛生成、耐药性形成等。

(3)胞质颗粒:细菌细胞质中含有多种颗粒,多数为细菌营养贮存物质,包括糖原、脂质、磷酸盐等,也称为内含物。较常见的是异染颗粒,主要成分是 RNA 与多偏磷酸盐,嗜碱性强,经染色后颜色明显不同于菌体的其他部位,故称异染颗粒或迂回体。常见于白喉棒状杆菌,位于菌体两端,又称极体,有助于鉴别细菌。

4. 核质 核质是细菌的遗传物质。由于细菌是原核细胞,无核膜和核仁,故称核质或拟核,集中在细胞质的某一区域,多在菌体中央。其化学结构是由一条双股环状的 DNA 分子反复盘绕卷曲而成,与细胞质界限不明显。核质具有细胞核的功能,控制细菌的生长繁殖、遗传和变异等,是细菌遗传变异的物质基础。

(二)细菌的特殊结构

细菌的特殊结构是指某些细菌特有的结构,包括荚膜、鞭毛、菌毛和芽孢等。

1. 荚膜(capsule) 荚膜是某些细菌分泌并包绕在细胞壁外的一层较厚的黏液性物质。用一般染色法荚膜不易着色,在普通光学显微镜下只能看到菌体周围有一层未着色的透明圈(图 2-6),用特殊的荚膜染色法可将荚膜染成与菌体不同的颜色。荚膜的化学成分因菌种而异,多数为多糖,少数为多肽,个别的是透明质酸。荚膜形成与环境条件密切相关,一般在动物体内或营养丰富的环境中易形成。

荚膜的意义:①抗吞噬作用:具有抵抗吞噬细胞的吞噬、消化作用,增强细菌的侵袭力,与细菌致病性有关;②抗杀菌物质的损伤作用:荚膜包绕在细菌细胞壁之外,可保护细菌免受溶菌酶、补体、抗体及抗菌药物等对其损伤;③具有免疫原性:荚膜多糖、多肽等具有免疫原性,可作为细菌鉴别和分型的依据;④黏附作用:荚膜多糖可使细菌彼此粘连,也可黏附定植于组织细胞或医疗器械表面,是引起感染的重要因素。如变异链球菌依靠荚膜黏附在牙齿表面,利用口腔中的蔗糖产生大量乳酸,导致附着部位的牙釉质破坏,形成龋齿。

2. 鞭毛(flagellum) 鞭毛是某些细菌菌体上附着的细而长呈波状弯曲的丝状物,少者仅1~2根,多者达数百根。鞭毛很细,需用电子显微镜观察,或经特殊的鞭毛染色后普通光学显微镜下可见。按鞭毛的数目和部位,可将有鞭毛的细菌分4类(图2-7),即单毛菌、双毛菌、丛毛菌、周毛菌。

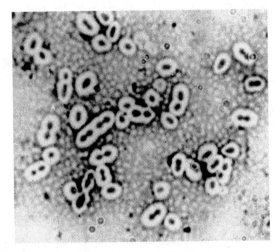

图2-6 细菌的荚膜

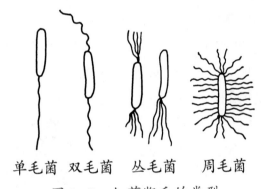

单毛菌　双毛菌　丛毛菌　周毛菌

图2-7 细菌鞭毛的类型

鞭毛的意义:①是细菌的运动器官,有鞭毛的细菌能运动,无鞭毛的细菌不能运动,可根据细菌的动力试验来鉴别细菌;②具有免疫原性,鞭毛的化学成分主要是蛋白质,具有免疫原性,通常称为鞭毛抗原(H抗原),可用于细菌的鉴别;③与致病性有关,如霍乱弧菌、空肠弯曲菌等借助鞭毛的运动穿透小肠黏膜表面的黏液层,使菌体黏附于肠黏膜上皮细胞而导致病变。

3. 菌毛(pilus) 菌毛为存在于许多 G⁻ 菌和少数 G⁺ 菌菌体表面的比鞭毛更细、更短而直硬的丝状物。菌毛由菌毛蛋白组成,只能在电子显微镜下才能观察到,与细菌的运动无关。按其功能分为两类:

(1)普通菌毛:遍布于菌体表面,短而直,每个细菌可有数百根。普通菌毛具有黏附作用,可黏附于呼吸道、消化道、泌尿生殖道黏膜上皮细胞表面,进而侵入黏膜引起感染,普通菌毛与细菌的致病性有关。

(2)性菌毛:仅见于少数 G⁻ 菌,数量少,只有1~4根,比普通菌毛长而粗,为中空管状。性菌毛由致育性质粒编码,通常把有性菌毛的细菌称为雄性菌(F⁺菌),无性菌毛的细菌称为雌性菌(F⁻菌),性菌毛可在细菌间传递遗传物质(质粒),使其获得相应的生物学性状,如细菌的耐药性质粒可通过此方式传递。

4. 芽孢(spore) 是某些细菌在一定环境条件下,细胞质脱水浓缩在菌体内形成的一个圆形或椭圆形小体。产生芽孢的细菌都是 G^+ 菌,如芽孢杆菌属(炭疽芽孢杆菌)和梭菌属(破伤风梭菌)。

芽孢折光性强、壁厚、通透性低,需经特殊染色后在普通光学显微镜下才能观察到。芽孢的形成和遗传与环境条件有关,具有芽孢基因是形成芽孢的先决条件。芽孢是细菌抵抗不良环境形成的休眠状态,带有完整的核质和酶系统,能保持细菌的全部生命活性。当环境条件适宜时,芽孢发芽发育成菌体(繁殖体)。一个细菌只能形成一个芽孢,一个芽孢发芽也只能形成一个繁殖体,所以芽孢不是细菌的繁殖方式。

芽孢的意义:①鉴别细菌,芽孢的大小、形状和在菌体中的位置随菌种而异,可用于鉴别细菌(图2-8);②抵抗力强,芽孢对高温、干燥、化学消毒剂和辐射等理化因素具有很强的抵抗力。如某些细菌的芽孢可耐煮沸数小时,炭疽芽孢杆菌芽孢在自然界中可存活 20 ~ 30 年。故在临床护理实践中对医疗器械、敷料、培养基等进行灭菌时,应以杀灭芽孢为灭菌标准。杀灭芽孢的最可靠方法是高压蒸汽灭菌法。

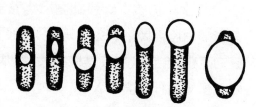

图 2-8　细菌芽孢的形态、
大小和位置

三、细菌形态的检查方法

(一)不染色标本检查法
细菌标本用显微镜直接镜检就可观察活细菌的形态、动力和运动方式,称为不染色标本检查法。常用的有悬滴法和压滴法。

(二)染色标本检查法
细菌标本需经染色后再进行镜检称为染色标本检查法。染色标本检查的基本程序是涂片、干燥、固定、染色和镜检五个步骤。染色过程中根据所需要的染料将细菌染色法分为单染色法和复染色法。

1. 单染色法　只用一种染料染色便可在镜下观察细菌的大小、形态、排列方式及简单结构,但无法鉴别细菌。

2. 复染色法　需用两种或两种以上的染料进行先后染色,染色后在镜下既可以观察细菌的形态特征,还可以根据着色性的不同来鉴别细菌,故又称鉴别染色法。常用的有革兰氏染色法、抗酸染色法等。

(郑小波)

第二节　细菌的生长繁殖与变异

细菌的生长繁殖与环境条件密切相关,条件适宜时,细菌的生长繁殖及代谢旺盛,改变条件,可使细菌生长受到抑制甚至发生变异或死亡。

一、细菌的生长繁殖

(一)细菌生长繁殖的条件

1. 营养物质　一般细菌所需营养物质有水、含碳化合物、含氮化合物、无机盐类等。有些细菌还需要生长因子等特殊物质。生长因子是某些细菌生长所必需而自身又不能合成的有机化合物,主要是维生素、氨基酸、嘌呤和嘧啶等。某些细菌还需特殊的生长因子,如流感嗜血杆菌需要X、V两种因子。

2. 酸碱度　大多数病原菌生长最适宜的酸碱度为 pH 7.2~7.6。个别细菌如霍乱弧菌在 pH 8.4~9.2 的碱性条件下生长最好,而结核分枝杆菌则为 pH 6.5~6.8。

3. 温度　大多数病原菌生长最适宜温度为 37℃,与人体正常体温相同。

4. 气体　细菌生长繁殖需要的气体主要是氧气和二氧化碳。根据细菌对氧的需求不同,可将细菌分为 4 类:①专性需氧菌,具有完善的呼吸酶系统,必须在有氧的环境中才能生长,如结核分枝杆菌;②专性厌氧菌,缺乏完善的呼吸酶系统,只能在无氧环境中生长,如破伤风芽孢梭菌;③兼性厌氧菌,在有氧或无氧环境中均能生长,但在有氧时生长较好,大多数病原菌属此类,如葡萄球菌;④微需氧菌,在低氧压(5%~6%)状态下生长最好,氧压大于 10%,对其有抑制作用,如空肠弯曲菌、幽门螺杆菌。一般细菌在代谢过程中自身产生的二氧化碳即可满足需要。某些细菌如脑膜炎奈瑟菌、淋病奈瑟菌在初次分离培养时,必须供给 5%~10% 的二氧化碳才能生长。

(二)细菌的繁殖方式与速度

1. 细菌的生长方式　细菌以二分裂方式进行无性繁殖。球菌沿一个或多个平面分裂,杆菌一般沿横轴进行分裂,个别细菌如结核分枝杆菌则偶有分枝繁殖现象。

2. 细菌的繁殖速度　在适宜条件下,细菌繁殖的速度很快。大多数细菌 20~30 分钟繁殖一代,少数细菌繁殖速度较慢,如结核分枝杆菌需 18~20 小时繁殖一代。

3. 细菌繁殖的规律　细菌繁殖速度虽然很快,但实际上由于细菌大量堆积,营养物质的逐渐耗竭,有害代谢产物的逐渐聚积,细菌繁殖速度会逐渐减慢以至终止。将一定量的细菌接种于适宜的培养基中进行培养,以培养时间为横坐标,以培养物中活菌数的对数为纵坐标,可得出一条能反映细菌繁殖规律的曲线,称为生长曲线(图 2-9)。细菌的生长过程可分为迟缓期、对数期、稳定期和衰退期 4 期(表 2-2)。

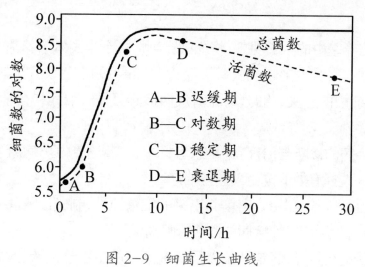

图 2-9　细菌生长曲线

表 2-2　细菌生长曲线 4 个时期的特点

分期	细菌数	特点
迟缓期	基本不变	适应阶段,代谢活跃,产生酶、辅酶及必要中间产物
对数期	呈几何级数增长	生物学特征典型,适合细菌研究
稳定期	新增菌≈死亡菌	典型生物学性状改变,代谢产物堆积,可形成芽孢、外毒素
衰退期	死亡菌＞新增菌	生理代谢停滞,菌体形态衰变或畸形,难以辨认

（三）细菌的人工培养

1. 培养基　用人工方法配制,专供微生物生长繁殖使用的混合营养物制品,称为培养基。培养基的种类很多,按理化性状可分液体、半固体、固体培养基;按营养物质和用途可分为基础培养基、营养培养基、选择培养基、鉴别培养基和厌氧培养基等。

2. 细菌在培养基中的生长现象　将细菌接种到培养基中,一般经 37℃培养 18~24 小时后,即可观察生长现象。不同细菌在不同培养基中的生长现象不同。

（1）液体培养基中的生长现象:多数细菌在液体培养基中生长繁殖后呈均匀混浊状态;少数链状细菌则呈沉淀生长;枯草芽孢杆菌、结核分枝杆菌等需氧菌在液体表面常形成菌膜,呈膜状生长。在临床护理实践中,应注意观察注射用制剂的性状变化,严禁将细菌污染的制剂注入机体。

（2）固体培养基中的生长现象:细菌在固体培养基上可形成菌落。单个细菌在固体培养基上生长繁殖形成的肉眼可见的细菌集团称为菌落。细菌的菌落一般分为光滑型菌落、粗糙型菌落和黏液型菌落三型。一个菌落一般由一个细菌繁殖形成,故可将含有多种杂菌的标本通过划线接种在固体培养基的表面,以分离纯种。不同细菌形成的菌落大小、形状、颜色、透明度、湿润度及在血平板上的溶血情况等都有所不同,故菌落的特征可作为鉴别细菌的重要依据。当细菌在固体培养基表面密集生长时,多个菌落融合在一起,称为菌苔。

（3）半固体培养基中的生长现象：将细菌穿刺接种于半固体培养基中，有鞭毛的细菌可沿穿刺线向周围扩散呈羽毛状或云雾状生长。无鞭毛的细菌只沿穿刺线生长。

3. 人工培养细菌的意义　细菌培养对疾病诊断、预防、治疗和科学研究等诸多方面都具有重要作用。

（1）传染性疾病的诊断与治疗：采集患者标本，分离培养做出病原学诊断，并对其进行药物敏感试验来选择有效的抗生素进行治疗。

（2）生物制品的制备：利用分离培养出来的细菌纯种，制成诊断菌液、疫苗、类毒素、抗毒素等生物制品，用于传染性疾病的诊断、预防和治疗。

（3）细菌的鉴定与研究：鉴定细菌以及研究细菌的生物学性状、致病性、免疫性和耐药性等，都需要人工培养细菌。

（4）基因工程的应用：因细菌具有繁殖快、易培养的特点，故大多数基因工程实验和生产，首选在细菌中进行。如应用基因工程技术已成功制备出胰岛素、干扰素及乙肝疫苗等。

二、细菌的代谢产物

细菌的生长繁殖实际上是进行物质的分解与合成的新陈代谢过程。两种代谢过程中均可生成多种产物，其中有些在医学上具有重要意义。

（一）细菌合成代谢产物及其意义

1. 热原质　又称致热原，是许多 G^- 菌和少数 G^+ 菌在代谢过程中合成的一种多糖，注入人体或动物体内能引起发热反应的物质。G^- 菌的热原质是其细胞壁中的脂多糖。热原质耐高温，高压蒸汽灭菌（121.3℃ 20 分钟）不被破坏，玻璃器皿中的热原质需经250℃ 45 分钟高温干烤才能破坏。液体中的热原质可用吸附剂和特殊石棉滤板除去，其中蒸馏法是除去热原质最好的方法。在护理实践中，制备和使用生物制品、注射液、抗生素等过程中应严格无菌操作，防止细菌污染，以保证无热原质存在。

2. 毒素和侵袭性酶　毒素是病原体在代谢过程中合成的对机体有毒性的物质，包括外毒素和内毒素。外毒素是多数 G^+ 菌和少数 G^- 菌在生长繁殖过程中释放到菌体外的毒性蛋白质；内毒素是 G^- 菌细胞壁的脂多糖。侵袭性酶是某些病原体在代谢过程中产生的具有损伤机体组织，促使细菌侵袭和扩散的致病性物质，如金黄色葡萄球菌产生的血浆凝固酶等。

3. 维生素　某些细菌能合成一些维生素，除供自身需要外，还能分泌到周围环境中。如人体肠道内的大肠埃希菌能合成 B 族维生素和维生素 K 等，可供人体吸收利用。

4. 抗生素　某些微生物在代谢过程中产生的一类能抑制或杀死其他微生物和肿瘤细胞的物质，称抗生素。抗生素多数由放线菌或真菌产生，如链霉素、青霉素等；少数由细菌产生,如多黏菌素、杆菌肽等。目前抗生素已广泛用于临床治疗细菌感染性疾病和肿瘤。

5. 细菌素　是某些细菌产生的仅对其近缘菌株有抗菌作用的蛋白质。由于细菌素的抗菌作用范围窄且具有型的特异性,故多用于细菌的分型鉴定和流行病学调查。

6. 色素　有些细菌代谢过程中能合成色素,不同细菌可产生不同色素,对细菌鉴别有一定意义。细菌色素分两类:①脂溶性色素,不溶于水,只存在于菌体,使菌落显色而培养基颜色不变,如金黄色葡萄球菌产生的金黄色色素;②水溶性色素,能扩散到培养基或周围组织中,如铜绿假单胞菌产生的绿色色素,使培养基、脓汁呈绿色。在临床护理工作中,若发现手术切口、烧伤组织创面等出现绿色的渗出物,应考虑有铜绿假单胞菌感染的可能。

（二）细菌分解代谢产物及其意义

不同细菌所含酶类不同,故对营养物质的分解能力也不同,如大肠埃希菌具有乳糖分解酶,分解乳糖产酸产气,而伤寒沙门菌不能分解乳糖;大肠埃希菌含有色氨酸酶,能分解色氨酸产生靛基质(吲哚),当加入对二甲基氨基苯甲醛试剂后可形成玫瑰靛基质呈红色,为靛基质试验阳性,而产气肠杆菌无色氨酸酶,靛基质试验为阴性。因此,可利用细菌这些特性来鉴别细菌。

三、细菌的遗传与变异

（一）概念与类型

遗传与变异是所有生物的共同生命特征,细菌也具有遗传和变异的现象。在一定的环境条件下,细菌的遗传物质和生物学性状保持相对稳定,且代代相传,称为细菌的遗传;在一定环境条件下,若细菌子代与亲代之间或子代与子代之间的生物学性状出现差异,称为变异。遗传使细菌的种属性状保持稳定;而变异可使细菌产生变种或新种,有利于物种的进化。

细菌的变异分为遗传性变异与非遗传性变异。遗传性变异是由于细菌的遗传物质结构发生改变而传给后代,也称基因型变异,主要为基因突变、基因的转移和重组的变异。非遗传性变异是细菌因环境变化而发生的变异,当外界环境恢复时,细菌又可恢复原来的性状,也称表型变异。

（二）常见的细菌变异现象

1. 形态结构的变异　细菌在生长过程中受外环境等因素的影响,其形态与结构可发生改变。如鼠疫耶尔森菌在含 3%～6% 氯化钠的培养基中,其形态可由球杆状变为球状、哑铃状、棒状等多种形态;肺炎链球菌在人工培养基上反复传代可失去荚膜;有鞭毛的细菌在固体培养基上菌落似薄膜,称为 H 菌落。失去鞭毛后,呈单个菌落生长,称为 O 菌落,失去鞭毛的变异称为 H-O 变异。

2. 菌落变异　细菌的菌落有光滑型(S 型)和粗糙型(R 型)两种。S 型菌落表面光滑、湿润、边缘整齐;R 型菌落经人工培养多次传代后而表面粗糙、干燥有皱纹、边缘不整齐，即 S-R 变异。

3. 毒力变异　细菌的毒力变异包括毒力的增强和减弱。如将有毒的牛型结核分枝杆菌接种在含有胆汁、甘油、马铃薯的培养基上,经过二百多次传代,获得了毒力高度减弱但免疫原性仍然保留的变异株(减毒株),即卡介苗(BCG),用于预防结核病。无毒力的白喉棒状杆菌常寄居在咽喉部,不致病,当感染了β- 棒状噬菌体后则获得产生白喉毒素的能力,引起白喉。

 知识拓展

卡介苗的发明

19 世纪肺结核作为一种烈性传染病夺去成千上万人的生命,当时肺结核被称为"白色瘟疫"。为了征服"白色瘟疫"对人类的伤害,科学家们做了大量的试验、伤透了脑筋……直到 20 世纪初,法国细菌学家卡尔美和介林也加入了攻克结核菌的科学研究之中,他们为研制征服结核病的疫苗,经历了一次次失败。一个偶然的机会,他们在农场里看到了穗小叶黄的退化玉米,从中得到启示。两位科学家将毒性很强的结核菌接种在培养基上,每 2~3 周移种传代一次,豚鼠、兔子、牛、马和猴子在实验室被无数次地接种疫苗,经过 230 多次实验,花费 13 年,日日夜夜,风雨无阻,终于获得了减毒的结核菌并制成了疫苗。为了纪念这两位科学家,这种预防结核病的疫苗就被称为"卡介苗"。

4. 耐药性变异　细菌对某种抗菌药物由敏感变成耐药的变异,称为耐药性变异。如青霉素自 20 世纪 40 年代问世时对金黄色葡萄球菌治疗效果显著,耐药菌株很少,但目前金黄色葡萄球菌对青霉素的耐药性菌株高达 80% 以上,甚至有的细菌变异后对药物产生了依赖。细菌耐药性的变异给临床治疗带来了挑战。

（三）细菌遗传变异在医学上的应用

1. 病原学诊断应用　可通过细菌生物学性状来鉴定细菌,为病原学诊断提供重要依据。由于细菌变异而出现不典型特征,给实验室诊断带来一定困难,需注意鉴别,以免造成错误诊断。

2. 临床治疗的应用　细菌耐药性变异是临床细菌性感染治疗面临的重要问题之一,对病原体进行药物敏感试验,将有利于指导正确选择抗菌药物和防止耐药菌株扩散。

3. 疾病预防的应用　细菌遗传变异的研究对传染病的预防具有重要意义。采用人工诱导方法使细菌毒力减弱或消失,制备出保留免疫原性的减毒活疫苗,用于某些传染病的预防。

4. 基因工程中的应用　根据细菌通过基因的转移和基因重组获得新的生物学性状

的原理,将某种需要表达的基因通过载体转移到受体菌内,随受体菌的大量生长繁殖可获得需要的基因产物。现已用此方法成功制备出胰岛素、干扰素等生物制品。

（郑小波）

第三节　细菌与外界环境

细菌广泛分布于土壤、水、空气等自然界中,与外界环境及宿主一起构成相对平衡的生态体系。在其动态体系中,多数细菌对人类是无害的或是人类生存必不可少的组成部分;但也有部分细菌可造成环境污染、导致食品变质、引起人类疾病。了解细菌的分布,充分认识它们与人类的关系,对建立无菌观念、严格无菌操作、正确使用消毒灭菌方法及预防医院感染和菌群失调的发生有着十分重要的意义。

一、细菌的分布

（一）细菌在自然界的分布

1. 土壤中的细菌　土壤是细菌良好的生活场所。土壤中的细菌不仅数量大,而且种类多,尤其是距地面 10~20cm 的土壤中,细菌数量最多。其中大多数对人类有益,参与自然界的物质循环。但土壤中也有来自人和动物的排泄物及死于传染病的人和动物尸体中的病原体,多数病原体在土壤中容易死亡,只有能形成芽孢的细菌如破伤风梭菌、产气荚膜梭菌等,才可存活几年甚至几十年,可通过伤口引起感染。

2. 水中的细菌　水是细菌生存的天然环境。水中的细菌来自土壤、尘埃、人和动物排泄物、污水及垃圾等。水中的细菌因不同的水源及不同的存在状态,其中分布的细菌种类和数量均不同。水中常见的病原体有伤寒沙门菌、痢疾志贺菌、霍乱弧菌等,可引起消化道传染病的流行。因此,保护水源、加强水源和粪便的管理、注意饮水卫生是预防和控制消化道传染病的重要措施。

3. 空气中的细菌　空气中缺少细菌生长繁殖所需的营养物质和水分,且受阳光照射,细菌容易死亡。空气中细菌主要来自土壤、尘埃、人和动物的呼吸道及口腔排出物,尤其在人群密集的公共场所、医院等处,空气中细菌种类和数量显著增多。空气中常见的病原体有金黄色葡萄球菌、结核分枝杆菌、乙型溶血性链球菌等,可引起呼吸道传染病或伤口感染。此外,空气中的非病原体常是医药制剂、生物制品、培养基等污染的来源。因此,手术室、病房、制剂室、微生物实验室等都要进行空气消毒,这对预防呼吸道传染病和手术后伤口的感染以及保证药物制剂生产质量等有着重要意义。

（二）细菌在正常人体的分布

1. 正常菌群　自然界中广泛存在多种多样的微生物。人类与自然环境密切接触,因而在正常人体的体表以及与外界相通的腔道中都寄居着不同种类和数量的微生物,这些微生物通常对人体无害甚至有益,为人体的正常微生物群,通称为正常菌群。人体各部位的正常菌群分布见表2-3。

表2-3　人体常见的正常菌群

部位	主要微生物
皮肤	葡萄球菌、类白喉棒状杆菌、铜绿假单胞菌、丙酸杆菌、白念珠菌、非致病性分枝杆菌等
口腔	葡萄球菌、甲型和丙型链球菌、肺炎链球菌、奈瑟菌、乳杆菌、类白喉棒状杆菌、梭杆菌、螺旋体、白念珠菌、放线菌等
鼻咽腔	葡萄球菌、甲型和丙型链球菌、肺炎链球菌、非致病性奈瑟菌、类杆菌等
外耳道	葡萄球菌、类白喉棒状杆菌、铜绿假单胞菌、非致病性分枝杆菌等
眼结膜	葡萄球菌、干燥棒状杆菌、非致病性奈瑟菌等
胃	一般无菌
肠道	大肠埃希菌、产气肠杆菌、变形杆菌、铜绿假单胞菌、葡萄球菌、肠球菌、类杆菌、产气荚膜梭菌、破伤风梭菌、双歧杆菌、乳杆菌、白念珠菌等
尿道	葡萄球菌、类白喉棒状杆菌、非致病性分枝杆菌等
阴道	乳杆菌、大肠埃希菌、阴道棒状杆菌、白念珠菌等

2. 正常菌群的生理意义

（1）生物拮抗作用:病原体侵入宿主机体,首先要突破皮肤和黏膜的屏障结构,而寄居在这些部位的正常菌群通过竞争营养或产生细菌素等方式拮抗病原体的入侵。如口腔中的唾液链球菌产生的过氧化氢能抑制脑膜炎奈瑟菌和白喉棒状杆菌的入侵和生长。

（2）营养作用:正常菌群参与宿主的物质代谢、营养转化和合成。如大肠埃希菌在人体肠道内合成维生素 B、维生素 K 等,除细菌自身利用外,还可供人体吸收利用。

（3）免疫作用:正常菌群可作为抗原,既能促进机体免疫器官的发育和成熟,又能刺激免疫系统发生免疫应答。

此外,正常菌群还有一定的抗癌及抗衰老作用等。

 知识拓展

阴道的自净作用

女性阴道内细菌的种类随内分泌的变化而改变。从月经初潮到绝经期,阴道内主要是乳酸杆菌,它能分解阴道上皮细胞中的糖原产生乳酸,从而维持阴道的酸性环境(pH 3.9～4.4),借此可抑制病原微生物的生长繁殖,这种作用称为阴道的自净作用;而月经初潮前及绝经期后的妇女,阴道内主要有葡萄球菌、大肠埃希菌等,乳酸杆菌较少,自净作用弱,局部感染比较容易发生,需注意防护。

3. 条件致病菌　正常菌群与人体间的平衡状态在某些特定条件下可被打破,使原来不致病的正常菌群也能引起疾病,因此把这些细菌称为条件致病菌。正常菌群转变为条件致病菌的特定条件有:

(1)寄居部位的改变:当某一部位的正常菌群由于一些特殊的原因进入其他非正常寄居部位时,可引起疾病。如大肠埃希菌从原寄居的肠道进入泌尿道可引起尿路感染,通过手术或外伤进入腹腔可引起腹膜炎等。

(2)机体免疫功能低下:应用大剂量皮质激素、抗肿瘤药物或放射治疗等,可引起机体免疫功能降低;大面积烧伤、过度疲劳、长期消耗性疾病后,也可导致机体免疫功能降低。

(3)菌群失调:由于某些因素的影响,使正常菌群中各种细菌的种类和数量发生较大幅度的变化,称为菌群失调。在临床上,菌群失调多为抗菌药物使用不当所引起。严重的菌群失调可使机体表现出一系列的临床表现称为菌群失调症。菌群失调症往往是在抗菌药物治疗原有感染性疾病过程中产生的另一种新感染,临床上又称二重感染。引起二重感染的常见细菌有金黄色葡萄球菌、白念珠菌等,临床表现为假膜性肠炎、鹅口疮、肺炎、尿路感染等。因此,在临床护理实践中,对长期使用抗生素或激素的患者,应注意口腔护理,密切观察病情,防止菌群失调症的发生。

二、消毒与灭菌

(一)基本概念

1. 消毒(disinfection)　杀死物体或环境中的病原微生物的方法。用于消毒的化学药品称为消毒剂。一般消毒剂在常用的浓度下,只对细菌繁殖体有效,若要杀死细菌的芽孢则需要提高消毒剂的浓度并延长作用时间。

2. 灭菌(sterilization)　杀灭物体上所有微生物(包括病原微生物、非病原微生物以及细菌芽孢)的方法称为灭菌。经过灭菌的物品称无菌物品。

3. 防腐　防止或抑制微生物生长繁殖的方法称为防腐。用于防腐的化学药品称为防腐剂。防腐一般不致细菌死亡,常用于延长生物制品及口服制品的保质期。

4. 无菌(asepsis)及无菌操作　无菌是指物体中无活的微生物存在。防止微生物进入机体或物体的操作技术称为无菌操作。医护工作者在临床工作中必须树立牢固的无菌观念,在进行外科手术、换药、注射等医疗技术操作及微生物实验过程中,均需严格执行无菌操作,防止微生物感染或污染。

（二）物理消毒灭菌法

1. 热力灭菌法　是利用高温进行灭菌的方法。高温能使细菌的蛋白质和酶类发生凝固变性,核酸结构被破坏,从而导致细菌死亡。热力灭菌法分为干热灭菌法和湿热灭菌法两类。

（1）干热灭菌法:干热灭菌是通过脱水、干燥和大分子变性导致细菌死亡。

1）焚烧:直接点燃或在焚烧炉内焚烧,是一种彻底的灭菌方法,但只适用于废弃物品或动物尸体等。

2）烧灼:直接用火焰灭菌,适用于微生物实验室的接种环、试管口、瓶口等的灭菌。

3）干烤:利用干烤箱加热进行灭菌,通常加热至 160～170℃经 2 小时,可达到灭菌的目的,适用于耐高温物品如玻璃器皿、瓷器、金属物品、药粉等的灭菌。

（2）湿热灭菌法:是最常用的消毒灭菌方法。

1）巴氏消毒法:是一种用较低温度杀灭液体中病原体或特定微生物而不影响被消毒物品中的营养成分的消毒方法,此法由"微生物之父"巴斯德创立而得名。常用于牛奶和酒类的消毒。方法有两种:①加热至 61.1～62.8℃ 30 分钟;②加热至 71.7℃ 15～30 秒。

2）煮沸法:在一个大气压下,沸水的温度为 100℃,经 5 分钟可杀死一般细菌的繁殖体。若要杀死细菌的芽孢则需煮沸 1～2 小时。如在水中加入 2% 碳酸氢钠可提高沸点至 105℃,既可提高杀菌力,又能防止金属器械生锈。此法主要用于食具、注射器和一般外科器械的消毒。

3）流通蒸汽消毒法:用普通蒸笼或阿诺蒸锅进行消毒。加热温度至 80～100℃,15～30 分钟可杀死细菌繁殖体,但不能杀死细菌的芽孢。

4）间歇灭菌法:方法与流通蒸汽灭菌相同,每次间歇将要灭菌的物体放到 37℃孵箱过夜,使芽孢发育成繁殖体,重复 3 次以上,可杀灭所有微生物,包括芽孢。此法常用于不耐高温的含糖、牛奶等培养基的灭菌。

5）高压蒸汽灭菌法:是一种最常用、最有效的灭菌方法。灭菌是在密闭的高压蒸汽灭菌器内进行,在蒸汽不外逸的情况下,随着灭菌器内压力的升高,温度也逐渐升高。通常压力在 103.4kPa（1.05kg/cm²）时,灭菌器内温度可达 121.3℃,维持 15～20 分钟,即可杀灭包括细菌芽孢在内的所有微生物。此法适用于耐高温、耐潮湿的物品的灭菌,如手术衣、敷料、手术器械、生理盐水及普通培养基等。

2. 紫外线与电离辐射

（1）紫外线:波长在 200～300nm 的紫外线（包括日光中的紫外线）具有杀菌作用,其中以 265～266nm 杀菌力最强。紫外线杀菌的原理是细菌吸收紫外线后,DNA 的复制受到干扰,导致细菌变异或死亡。紫外线穿透力弱,普通玻璃、纸张、尘埃等均能阻挡,故只适用于物体的表面及空气的消毒,如手术室、传染病房、无菌室的空气及患者床铺物体表面的消毒。紫外线用于室内空气消毒时,有效距离不超过 2m,照射时间不少于 30 分钟。紫外线对人体皮肤和眼睛有损伤作用,使用时应注意防护。

（2）电离辐射：高速电子、X射线、γ射线等具有较高的能量和穿透力，在足够剂量时，对各种细菌均有致死作用。常用于一次性不耐热的医用塑料制品如注射器、导管的消毒，亦可用于食品消毒。

3. 滤过除菌法 是用物理阻留的方法将液体或空气中的细菌、真菌除去，以达到无菌的目的。滤菌器的滤板或滤膜上含有微细小孔，只允许液体或空气中小于滤孔孔径的物质通过，而大于孔径的细菌等颗粒则不能通过。常用滤菌器有赛氏滤菌器、玻璃滤菌器、薄膜滤菌器、素陶瓷滤菌器等。此法主要用于不耐高温的血清、抗毒素、抗生素等的除菌，但不能除去病毒和支原体。

（三）化学消毒灭菌法

1. 消毒剂 消毒剂对细菌和人体细胞都有毒性作用，所以只能用于人体体表、医疗器械、排泄物和周围环境的消毒，绝不能口服和注射。

（1）常用消毒剂的种类与用途：消毒剂的种类很多，其杀菌机制也各不相同，在实际工作中可根据用途选择使用。常用消毒剂种类、性质及用途见表2-4。

表2-4 常用消毒剂的种类、性质及用途

消毒剂	使用范围	剂量	作用时间
含氯消毒剂			
漂白粉	饮水消毒	加有效氯量0.4%	≥30min
次氯酸钠、二氯异氰酸尿酸钠	皮肤、物品表面、排泄物、污水	溶液有效氯量0.01%~0.1%	10~30min
过氧乙酸	皮肤、物品表面、空气	0.1%~0.5%	10~30min
过氧化氢	皮肤、物品表面、空气	3%	30min
戊二醛	医疗器械	2%	≥4h
乙醇	医疗器械、皮肤	70%~75%	5~10min
碘酊	皮肤、黏膜、物品表面	2%碘（75%乙醇配制）	1~10min
碘伏	皮肤、黏膜、物品表面	0.3%~0.5%有效碘溶液	10~30min
苯扎溴铵（新洁尔灭）	皮肤、黏膜、物品表面	0.05%~0.1%溶液	10~30min
氯己定（洗必泰）	皮肤、黏膜、物品表面	0.02%~0.05%溶液	10~30min
高锰酸钾	皮肤、黏膜、食（饮）具、蔬菜、水果	0.1%	10~30min

（2）影响消毒剂消毒灭菌效果的因素：消毒剂的作用效果受环境、微生物种类及消毒剂本身等多种因素的影响。

1）消毒剂的性质、浓度和作用时间：各种消毒剂的理化性质不同，对微生物的作用程度也不一样。如表面活性剂对革兰氏阳性菌的杀菌效果比对革兰氏阴性菌好；结核分枝杆菌对 70% 乙醇特别敏感。另外,消毒剂的作用效果还与其浓度和作用时间有关。对于同一种消毒剂而言,一般浓度越高,作用时间越长,消毒效果越好。但乙醇消毒作用以 70%~75% 为最好,因高浓度乙醇可使菌体蛋白表面迅速凝固,影响乙醇继续进入菌体内发挥作用。

2) 微生物的种类与数量:同一消毒剂对不同微生物的杀菌效果不同,如一般消毒剂对结核分枝杆菌的作用要比对其他细菌繁殖体的作用差,70% 乙醇可杀死一般细菌繁殖体,但不能杀灭细菌的芽孢,必须根据消毒对象选择合适的消毒剂。此外,微生物的数量越大,所需消毒剂的浓度越高,作用时间越长。

3) 环境因素:环境中的有机物对细菌有保护作用,并可降低消毒剂的杀菌效力。在临床护理工作中,消毒皮肤、器械时,须先清洁干净后再消毒。对有机物含量较多的痰、粪便等消毒时,应选用受有机物影响小的消毒剂,如含氯石灰、生石灰、酚类化合物等。

此外,消毒剂的消毒效果还受温度、酸碱度、穿透力等因素影响。

2. 防腐剂　防腐剂与消毒剂之间并无严格的区别,同一化学药品低浓度是防腐剂,高浓度时则为消毒剂,如 3%~5% 的苯酚(石炭酸)用于消毒,而 0.5% 的苯酚则用于防腐。防腐剂主要用于生物制品、注射剂及口服制剂等的防腐。

三、医 院 感 染

(一)医院感染的概念及来源

1. 医院感染的概念　医院感染又称医院内感染或医院内获得性感染,是指在医院内获得并发生的一切感染,即患者在入院时不存在,也不处于感染的潜伏期,而是在入院后引起的感染,包括在医院内感染而在出院后才发病的患者,但不包括入院前已开始或入院时已处于潜伏期的感染。医院工作人员在医院内获得的感染也属于医院感染。

2. 医院感染的来源　医院感染有多种分类方式,常采用的是按病原体来源分类:

(1)内源性感染(自身感染):指免疫功能低下的患者由自身正常菌群所引起的感染。即患者在发生医院感染之前已是病原携带者,当机体抵抗力降低时,引起自身感染。

(2)外源性感染:指由宿主体外带来的感染,包括 2 种类型。

1) 交叉感染:在医院内或他人处(患者、带菌者、工作人员、探视者、陪护者)获得而引起的直接感染。

2) 环境感染:由污染的环境(空气、水、医疗用具及其他物品)造成的感染。如由于手术室、空气污染造成患者术后切口感染,注射器灭菌不严格引起的乙型肝炎病毒感染等。

(二)常见的医院感染及诱发因素

1. 常见的医院感染

(1)肺部感染:肺部感染常发生在一些慢性严重影响患者防御功能的疾病,如肿瘤、慢性阻塞性肺炎或行气管切开术、安置气管导管等患者中。肺部感染发生率在医院感染中占 23.3% ~ 42%。

（2）尿路感染：尿路感染的发生率在医院感染中占 20.8% ~ 31.7%。

（3）伤口感染：包括外科手术及外伤事件中的伤口感染，在医院感染中约占 25%。

（4）病毒性肝炎：在机体抵抗力低下的患者中更易传播。

（5）皮肤及其他部位感染：患者在住院期间可发生皮肤或皮下组织化脓、各种皮炎、压疮感染、菌血症等。

住院患者中凡有气管插管、多次手术或延长手术时间、留置导尿和应用化疗、放疗、免疫抑制剂者以及老年患者，均应视为预防医院感染的重点对象。

2. 医院感染的诱发因素

（1）医院管理方面：医务人员对医院感染及其危害性认识不足；不能严格地执行无菌技术和消毒隔离制度；医院规章制度不全，无健全的门急诊预检、分诊制度，住院部没有入院卫生处置制度，致使感染源传播。

（2）侵入性（介入性）诊治手段增多：内镜、泌尿系导管、动静脉导管、气管切开、气管插管、吸入装置、脏器移植、牙钻、采血针、吸血管和监控仪器探头等侵入性诊治手段，可能损伤机体的防御屏障，同时可能把外界的微生物导入体内，使病原体容易侵入机体。

（3）化疗与放疗：直接损害机体的防御功能和免疫系统功能，这为医院感染创造了条件。

（4）药物使用：长期大量使用抗生素，可导致机体微生态失衡，菌群失调，使医院感染的发病率增高。

（5）环境污染严重：由于传染源多，所以环境的污染也严重。其中，污染最严重的是感染患者的病房和公共厕所，病区中的公共用品，如水池、便器、手推车、拖把和抹布等也常有污染。物品污染包括血液、血制品、药品、医用器材、医院内饮水、食物等。

医院感染诱发因素除环境因素外，个体之间的年龄（老年人和婴幼儿）、性别（女性易发生尿路感染）、基础疾病（糖尿病等）、不良卫生习惯及精神状态等也是重要原因。

（三）医院感染的预防和控制

1. 加强宣传工作，提高患者和医护人员对医院感染的认识。

2. 严格执行医疗器械、器具的消毒工作技术规范，并达到卫生部 2006 年颁布的《医院感染管理办法》要求：进入人体组织、无菌器官的医疗器械、器具和物品必须达到无菌水平；接触皮肤、黏膜的医疗器械、器具和物品必须达到消毒水平；各种用于注射、穿刺、采血等有创操作的医疗器具必须一用一灭菌，一次性使用的医疗器械、器具不得重复使用。

3. 严格执行隔离技术规范，根据病原体传播途径，采取相应的隔离措施。同时要加强医务人员职业卫生防护工作。

4. 合理使用抗菌药物。

（周　雪）

第四节 细菌的致病性与感染

细菌能导致感染或宿主疾病的能力称为致病性或病原性。细菌能否引起疾病,与细菌的致病因素、机体的防御能力和环境因素等有密切联系。

一、细菌的致病性

细菌的致病性是对特定的宿主而言的,有的细菌仅对人有致病性,有的细菌只对某些动物有致病性,还有的细菌对人和动物都有致病性。不同细菌对人体可引起不同的病理过程和不同的疾病,如伤寒沙门菌引起伤寒、结核分枝杆菌则引起结核病,这是由细菌种属特性所决定的。同种细菌的不同型或株,其致病性也各不相同。细菌的致病性与其毒力、侵入数量和侵入途径有密切关系。

(一)细菌的毒力

细菌致病性的强弱程度称为细菌的毒力。致病菌毒力的物质基础主要由细菌对宿主的侵袭力和细菌毒素所构成。

1. 侵袭力 病原体突破机体的防御功能,在机体内定居、繁殖和扩散的能力称为侵袭力。构成侵袭力的物质基础是菌体表面结构(菌毛、荚膜)和侵袭性酶类等。

(1)菌毛等黏附素:细菌引起感染一般需先黏附在宿主的呼吸道、消化道、泌尿生殖道等黏膜上皮细胞上,以免被呼吸道的纤毛运动、肠蠕动及黏液分泌等活动所清除,继而在局部繁殖,积聚毒素或继续侵入细胞和组织引起感染。

具有黏附作用的细菌结构称为黏附素,可分为菌毛黏附素或非菌毛黏附素。革兰氏阴性菌的黏附素通常为菌毛,如肠道中伤寒沙门菌、痢疾志贺菌、霍乱弧菌等的菌毛。革兰氏阳性菌的黏附素是菌体表面的毛发样突出物,如金黄色葡萄球菌的脂磷壁酸。有些细菌(如霍乱弧菌及空肠弯曲菌)的鞭毛也与细菌的黏附性有关。

细菌的黏附作用与其致病性密切相关。从临床分离的产毒大肠埃希菌菌株大多有菌毛,志愿者口服无菌毛的大肠埃希菌并不引起腹泻。

(2)荚膜和微荚膜:某些细菌细胞壁外包绕着一层较厚的黏液性物质,称为细菌的荚膜,其具有黏附、抗吞噬和体液中杀菌物质的作用,使病原体在宿主体内迅速繁殖,产生病变。某些细菌表面有类似于荚膜功能的物质,如金黄色葡萄球菌的 A 蛋白、A 群链球菌的 M 蛋白等,通常称为微荚膜。

(3)侵袭性酶类:某些细菌在代谢过程中能产生一种或多种胞外酶,它们可协助细菌抗吞噬或利于细菌在体内扩散,这些胞外酶称为侵袭性酶类(表 2-5)。侵袭性酶类还有DNA 酶、卵磷脂酶等,这些酶均能增强细菌的侵袭力。

表 2-5 主要侵袭性酶的种类及作用机制

类型	产生的细菌	作用机制	结果
血浆凝固酶	葡萄球菌	使纤维蛋白原变成纤维蛋白，沉积在菌体表面及病灶周围，保护细菌不易被吞噬细胞和体液抗菌物质所消灭	有利于细菌在局部繁殖
透明质酸酶	A群链球菌	溶解机体结缔组织中的透明质酸，使结缔组织疏松，通透性增加	有利于细菌及其毒性产物向周围扩散
链激酶	链球菌	能使血液中的纤维蛋白酶原转变为纤维蛋白酶，使纤维蛋白凝块溶解	有利于细菌在体内扩散
胶原酶	产气荚膜梭菌	抵抗中性粒细胞的髓过氧化物酶系统的杀菌作用	有利于细菌随吞噬细胞的流动而在组织中扩散

2. 毒素　细菌毒素是细菌在代谢过程中合成的有毒性作用的产物，按其来源、性质和作用等的不同，可分为外毒素和内毒素两类。

（1）外毒素（exotoxin）：是某些细菌在代谢过程中产生并分泌到菌体外的毒性物质，主要由革兰氏阳性菌产生，如破伤风梭菌、肉毒梭菌等。少数革兰氏阴性菌也可产生外毒素，如痢疾志贺菌、霍乱弧菌、铜绿假单胞菌等。大多数外毒素是在菌体细胞内合成并分泌至胞外，但也有少数外毒素存在于菌体内，只有当菌体溶解后才能释放出来，如痢疾志贺菌和产毒性大肠埃希菌的外毒素。

外毒素的化学成分是蛋白质，性质不稳定，易被热、酸及蛋白酶破坏，如破伤风梭菌外毒素加热 60℃ 20 分钟即被破坏，但葡萄球菌肠毒素例外，能耐 100℃ 30 分钟。

外毒素免疫原性强，经 0.3%～0.4% 甲醛溶液处理后脱去毒性后制成类毒素，仍保留其免疫原性。用类毒素免疫接种机体后可产生抗毒素（antitoxin），抗毒素具有中和游离外毒素的作用。类毒素和抗毒素在防治外毒素引起的疾病中有着重要作用。前者用于预防接种，后者用于治疗和紧急预防。

外毒素的毒性作用强，极少量即可使易感动物死亡。如 1mg 纯化的肉毒梭菌外毒素纯品能杀死 2 亿只小白鼠，毒性比氰化钾强一万倍，是目前已知最剧烈的毒物。

外毒素对机体的组织器官有选择性的毒性作用，引起特殊的临床症状。如破伤风梭菌产生的外毒素作用于脊髓前角运动神经细胞，引起骨骼肌强直性痉挛。

根据外毒素对靶细胞的亲和性及作用机制不同，可将其分为细胞毒素、神经毒素和肠毒素三大类（表 2-6）。

表 2-6　主要细菌外毒素的种类及作用机制

类型	外毒素及产生的细菌	作用机制	症状和体征
细胞毒素	白喉毒素（白喉棒状杆菌）	抑制细胞蛋白质合成	肾上腺出血、心肌损伤、外周神经麻痹
	杀白细胞素（葡萄球菌）	损伤细胞膜	白细胞溶解
	红疹毒素（A 群链球菌）	损伤毛细血管内皮细胞	猩红热皮疹
神经毒素	肉毒毒素（肉毒梭菌）	阻断胆碱能运动神经乙酰胆碱的释放	肌肉松弛性麻痹
	痉挛毒素（破伤风梭菌）	阻断神经元之间抑制性冲动的传导	骨骼肌强直性痉挛
肠毒素	肠毒素（霍乱弧菌）	激活腺苷环化酶，提高 cAMP 水平	小肠上皮细胞过度分泌,腹泻、呕吐
	肠毒素（产毒性大肠埃希菌）	不耐热肠毒素同霍乱肠毒素,耐热肠毒素使细胞内 cGMP 增多	同霍乱肠毒素
	肠毒素（产气荚膜梭菌）	同霍乱肠毒素	呕吐、腹泻

 知识拓展

肉毒毒素的应用

　　肉毒毒素是一种毒力极强的嗜神经毒素。肉毒毒素如果在有限度范围内被合理使用，也能发挥其作用。它不但是家喻户晓的美容去皱产品,而且对于难以治愈的因神经异常导致的眼部、面部和颈部肌肉痉挛有持续的疗效。肉毒毒素之所以对面肌痉挛有很好的疗效,就在于它是一种非常高效而持久的肌肉松弛剂,可以通过阻断神经突触释放神经递质,使肌肉松弛麻痹,从而缓解肌肉不正常的痉挛,也可以减轻因肌肉痉挛造成的皱纹。

　　（2）内毒素（endotoxin）:是革兰氏阴性菌细胞壁中的脂多糖成分,只有当细菌死亡裂解或用人工方法破坏菌体后才能释放出来。螺旋体、衣原体、立克次体等胞壁中亦有脂多糖,也具有内毒素活性。

　　内毒素的化学成分为脂多糖,由特异性多糖、非特异性核心多糖和脂质 A 三部分组成。脂质 A 是内毒素的主要毒性成分。内毒素耐热,加热至 100℃ 1 小时不被破坏,需加热至 160℃ 2~4 小时或用强酸、强碱或强氧化剂煮沸 30 分钟才能破坏。

　　内毒素免疫原性弱,不能用甲醛溶液脱毒制成类毒素。

内毒素对机体组织细胞的选择性不强,各种细菌内毒素产生大致相似的毒性作用,引起的病理变化和临床表现大致相同。

1）发热反应:人体对细菌内毒素极为敏感,极微量(1~2ng/kg)内毒素入血即可引起发热反应。

2）白细胞反应:内毒素入血后,先引起循环血液中白细胞数减少,1~2小时后,白细胞数量显著增多。但伤寒沙门菌内毒素是例外,循环血液中白细胞数始终减少。

3）内毒素血症与内毒素休克:当血液中细菌或病灶内细菌释放大量内毒素入血时,可导致内毒素血症。内毒素作用于血小板、白细胞、补体系统、激肽系统等,形成和释放组胺、5-羟色胺、前列腺素、激肽等血管活性介质,使小血管收缩和舒张功能紊乱而造成微循环障碍,表现为血液淤滞于循环系统、有效循环血量减少、血压下降、组织器官毛细血管灌注不足、缺氧、酸中毒等,严重时则形成以微循环衰竭和低血压为特征的内毒素休克。

4）弥散性血管内凝血(DIC):是指微血栓广泛沉着于小血管中,可发生于多种疾病的过程中,不是一种独立的疾病,而是一种病理过程或综合征。由于血管内广泛凝血,使凝血因子和血小板被大量消耗,造成凝血因子和血小板的减少。内毒素还能直接激活和促进纤溶酶系统,引起纤维蛋白溶解,使血管内的凝血又被溶解,因而可有出血现象发生,表现为皮肤黏膜出血点或广泛内脏出血、渗血,严重者可致死亡。

内毒素的检测常用于:①确定患者是否发生革兰氏阴性菌引起的内毒素血症,以便及时治疗,减少休克的发生和死亡;②确定注射用液和生物制品是否有内毒素污染。检测的方法常用鲎试验。

外毒素与内毒素的主要区别见表2-7。

表2-7　外毒素与内毒素的主要区别

区别要点	外毒素	内毒素
来源	革兰氏阳性菌和部分革兰氏阴性菌	革兰氏阴性菌
存在部位	多数在细菌细胞内合成并分泌至菌体外,少数于菌体裂解后释出	细胞壁成分,菌体裂解后释出
化学成分	蛋白质	脂多糖
稳定性	不稳定,60~80℃ 30min 被破坏	稳定,160℃ 2~4h 才被破坏
免疫原性	强,刺激机体产生抗毒素,经甲醛处理可脱毒形成类毒素	弱,能刺激机体产生抗体,保护作用弱,甲醛处理不能形成类毒素
毒性作用	强,对组织器官有选择性毒害作用,引起特殊症状	较弱,各菌的毒性作用大致相同,引起发热、白细胞反应、微循环障碍、休克、DIC 等

（二）细菌的侵入数量

细菌感染的发生，除了病原体具备一定的毒力外，还需要足够的数量。一般情况下，细菌毒力越强，引起感染所需菌数越小；反之则需菌量大。如毒力强的鼠疫耶尔森菌，只需几个细菌侵入就可发生感染。而毒力弱的肠炎沙门菌则需摄入数亿个细菌才能引起急性胃肠炎。

（三）细菌的侵入途径

有了一定毒力和足够数量的病原体，若侵入易感机体的部位不适宜，仍然不能引起感染。各种病原体都有其特定的侵入途径和部位，这与病原体生长繁殖时需要一定的微环境有关。根据病原体侵入门户的不同，可有下列传播方式和途径：

1. 呼吸道传播　肺结核、白喉、百日咳等呼吸道传染病，由患者或带菌者通过咳嗽、喷嚏或大声说话，病原体经飞沫或呼吸道分泌物散布到空气中，被易感者吸入而感染。此外，亦可通过吸入含有病菌的尘埃而引起。

2. 消化道传播　伤寒、痢疾、霍乱及食物中毒等，一般都由患者或者带菌者的排泄物污染食物后，经口入消化道致病，其中起媒介作用的主要有苍蝇、污染的手及食具等。

3. 皮肤黏膜创伤传播　化脓性细菌（如葡萄球菌、链球菌等）可侵入皮肤黏膜的微小伤口，引起化脓性感染。深部创伤被带有厌氧芽孢梭菌的泥土等污染后，芽孢发芽，细菌大量繁殖产生外毒素，使机体致病。

4. 接触传播　如淋病、梅毒、布鲁菌病等可通过人与人或人与带菌动物的密切接触而引起感染。

5. 媒介节肢动物传播　有些病原体需通过节肢动物为媒介而传染，如鼠疫耶尔森菌可经蚤作媒介传播鼠疫。

6. 多途径传播　有些病原体可经多种途径传染，如结核分枝杆菌经呼吸道可引起肺结核，经消化道可引起肠结核，经皮肤可引起皮肤结核等。

二、感染的来源与类型

（一）感染的概念

在一定条件下，病原体突破机体防御功能，侵入机体，与机体相互作用而引起的不同程度的病理过程称为感染。

（二）感染的来源

感染按其来源可分为外源性感染和内源性感染两种。

1. 外源性感染　来源于宿主体外的感染称外源性感染。感染来源有：

1）患者：是传染病的主要传染源，从疾病的潜伏期到病后恢复期，都可能具有传染性。对患者及早做出判断、隔离和治疗是控制传染病的根本措施。

2）带菌者：携带某病原体，不产生临床症状，但不断向体外排菌者。一般可分为健康带菌者和恢复期带菌者。带菌者因其不出现临床症状,不易被人们察觉,在疾病的传播上,危害性大于患者。

3)患病或带菌动物:有些细菌(如鼠疫耶尔森菌、炭疽梭菌、布鲁菌等)属于人畜共患病病原体,因而患病或带菌动物排出的病原菌也可传染给人。

2. 内源性感染　来自患者自身的体内或体表的感染称为内源性感染。这类病原体多属体内正常菌群,少数是以潜伏状态存在于体内的病原体。当机体大量使用广谱抗生素导致菌群失调或长期应用免疫抑制类药物,使机体免疫功能降低时,正常菌群因条件发生改变即变为条件致病菌而致病。

(三)感染的类型

感染的发生、发展和结局,是机体与病原体在一定条件下相互作用错综复杂的过程。根据双方力量对比和作用的结果,感染类型可分为隐性感染、显性感染和带菌状态三种。这三种类型可随双方力量的消长,出现转化和交替的动态变化。

1. 隐性感染　当机体的免疫力较强、侵入的病原体数量不多、毒力较弱时,感染后对机体的损害较轻,不出现或出现不明显的临床症状,称为隐性感染或亚临床感染。隐性感染后,机体一般可获得足够的特异性免疫,常能抵御同种细菌的再次感染。在一次传染病流行中,隐性感染者一般约占人群的90%或更多。结核、白喉等常有隐性感染。

2. 显性感染　当机体的免疫力较弱、侵入的病原体数量较多、毒力较强时,感染后对机体的组织细胞产生不同程度的病理损害或生理功能的改变,出现明显的临床症状和体征,称为显性感染。显性感染如果是由体外的传染性病原体引起,且又有可能再传染他人,则称为传染病。

(1)根据病情缓急不同,可将显性感染分为急性感染和慢性感染。

1)急性感染:发病急,病程短,一般是数日至数周。病愈后,病原体从体内消失,如脑膜炎奈瑟菌、霍乱弧菌等引起的感染。

2)慢性感染:起病缓慢,病程长,可持续数月至数年。引起慢性感染的病原体多为细胞内寄生的病原体,如结核分枝杆菌、麻风分枝杆菌等引起的感染。

(2)根据感染部位及性质不同,又可将显性感染分为局部感染和全身感染。

1)局部感染:病原体侵入机体后,只局限在一定部位生长繁殖,引起局部病变。如金黄色葡萄球菌引起的疖、痈等。

2)全身感染:感染发生后,病原体及其毒性代谢产物向全身扩散,引起全身症状。全身感染在临床上常见的类型有:①毒血症,病原体只在入侵的局部组织生长繁殖,细菌不侵入血流,但其产生的毒素进入血液循环,到达易感组织和细胞,引起特殊的临床症状,称为毒血症,如白喉棒状杆菌、破伤风梭菌引起的毒血症。②菌血症,病原体在局部组织生长繁殖一时性或间断性侵入血流,但不在血中生长繁殖,称为菌血症,如伤寒早期的菌血症。③败血症,病原体侵入血流,并在其中大量生长繁殖,产生毒性代谢产物,引起严重的全身中毒症状,如高热、白细胞增多、皮肤和黏膜瘀斑、肝脾大等,称为败血症。鼠疫耶尔森菌、炭疽芽孢杆菌等可引起败血症。④脓毒血症，指化脓性细菌侵入血流后在其中大量繁殖，并随血流播散至全身其他组织或器官，引起新的化脓性病灶，称为脓毒血症。如金黄色葡萄球菌引起的脓毒血症，常导致多发性肝脓肿、皮下脓肿和肾脓肿等。

3. 带菌状态　机体在显性感染或隐性感染后，病原体并未立即消失，仍在体内继续存留一定时间，与机体免疫力处于相对平衡状态，称为带菌状态。处于带菌状态的人称为带菌者。例如伤寒、白喉等病后常可出现带菌状态。带菌者经常或间歇地排出病原体，成为重要传染源之一。因此，及时检出带菌者并进行隔离和治疗，对于控制传染病的流行具有重要意义。

章末小结

　　本章的学习重点是细菌的基本结构和特殊结构化学组成和功能、生长繁殖的条件和方式、正常菌群和条件致病菌的概念、灭菌和消毒及无菌操作概念、内毒素与外毒素的区别。学习难点是细菌的合成代谢产物、感染的方式与感染的类型、药物敏感试验的临床意义及医院感染的预防控制。在学习过程中，应注意比较正常菌群与条件致病菌的概念，正常菌群可因寄居部位的改变、机体免疫功能低下或菌群失调等转变为条件致病菌；能正确判断细菌的致病性与其毒力、侵入数量和侵入途径密切相关，理解和区别内毒素与外毒素在来源、存在部位、化学成分、稳定性、免疫原性及毒性作用等方面的不同；理解和区别全身感染在临床上常见的类型毒血症、菌血症、败血症与脓毒血症；能灵活运用革兰染色对细菌进行分类并解释细胞壁的基本构成。

（周　雪）

 思考与练习

1. 比较革兰氏阳性菌和革兰氏阴性菌细胞壁结构的主要差异和医学意义。
2. 正常菌群引起机会感染的条件是什么？
3. 比较细菌内毒素与外毒素的区别。
4. 细菌引起的全身感染有哪些类型？差别是什么？
5. 简述医院感染的常见类型。

第三章 | 免疫学基础

03章 数字内容

学习目标

1. 具有辩证、严谨的科学思维能力和实事求是的科学作风。
2. 掌握抗原、抗体、免疫系统、免疫应答、抗感染免疫的概念与功能。
3. 熟悉免疫球蛋白的特性；抗体产生的规律；细胞免疫的作用。
4. 了解免疫调节及体液中的抗微生物物质。
5. 学会运用免疫学的基础知识正确理解免疫现象、辅助诊断及防治相关疾病。

第一节 抗 原

一、抗原的概念与特性

（一）抗原的概念

抗原（antigen，Ag）是指能刺激机体免疫系统产生相应的免疫应答产物（抗体或效应淋巴细胞），并能与相应的免疫应答产物在体内或体外发生特异性结合的物质。

（二）抗原的特性

抗原具有以下两个基本特性（图 3-1）：

1. 免疫原性 抗原刺激机体发生免疫应答、产生抗体及效应淋巴细胞的特性。

2. 免疫反应性 抗原与其相应的抗体或效应淋巴细胞发生特异性结合的特性，也称抗原性。

同时具有免疫原性和免疫反应性的物质称完全抗原，多为一些复杂的有机分子，如细菌、病毒、大多数的蛋白质、外毒素等。不具有免疫原性但有免疫反应性的物质称半抗原，又称不完全抗原。这类抗原一般分子量小，如多糖、脂质及某些药物等。半抗原单独不能诱导机体产生抗体,只有和蛋白质载体结合具有免疫原性后,才能诱导机体产生抗体。

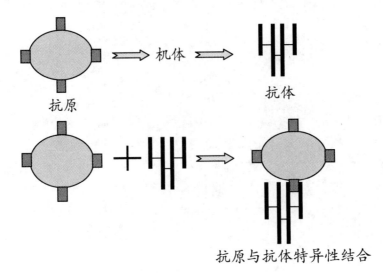

图 3-1　抗原的特性示意图

（三）抗原的特异性

特异性是指物质之间的相互吻合性、针对性和专一性。抗原的特异性是指抗原只能刺激机体产生针对该抗原的免疫应答产物,且仅能与相应的免疫应答产物发生特异性结合。如接种乙肝疫苗只能预防乙型肝炎,而不能预防甲型肝炎。特异性是免疫应答最基本的特点,亦是临床免疫学诊断与防治的理论依据。

抗原决定簇又称表位,是抗原分子中决定抗原特异性的特殊化学基团,一般由几个到十几个氨基酸构成。抗原决定簇是决定抗原特异性的基础,是抗原与抗体、效应淋巴细胞表面的抗原受体特异性结合的部位。

天然的抗原物质(如细菌、病毒和细胞等)都含有多个抗原决定簇,每个决定簇都能刺激机体产生一种特异性抗体。如两种抗原含有一种相同或相似的抗原决定簇,能与同一抗体发生反应,则这两种抗原称为共同抗原;由共同抗原刺激机体产生的抗体或效应淋巴细胞,不但能与诱导它们产生的抗原特异性结合,而且也能与含有相同或相似抗原决定簇的其他抗原发生反应,称为交叉反应(图 3-2)。

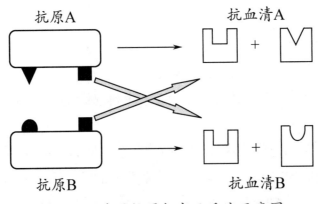

图 3-2　共同抗原与交叉反应示意图

二、决定抗原免疫原性的条件

（一）异物性

某种物质若其化学结构与宿主的自身成分相异或机体的免疫细胞从未与它接触过，这种物质称为异物。异物性是构成抗原物质的首要条件。正常情况下，自身正常组织和细胞不引起自身免疫应答，只有异种物质才能诱导机体产生免疫应答。

具有异物性的物质主要有：

1. 异种物质　生物间种族亲缘关系越远，组织成分和结构差异越大，则异物性越强，其免疫原性就越强。

2. 同种异体物质　由于遗传差异，同种不同个体间组织细胞结构也存在差异，当这些物质进入另一个体，即可引起免疫反应。

3. 自身物质　自身正常组织结构发生改变或胚胎期处于隐蔽的自身物质释放，可成为自身抗原。

（二）一定的理化性状

1. 分子大小与化学组成　抗原的分子量一般在 10kD 以上，且分子量越大，含有的抗原决定簇越多，结构越复杂，则免疫原性越强。抗原物质必须具有分子结构的复杂性。如蛋白质中含有大量芳香族氨基酸尤其是酪氨酸时，免疫原性较强；如明胶分子量为 100kD，但由直链氨基酸组成，稳定性差，则免疫原性很弱。

2. 分子构象和易接近性　抗原决定簇是决定抗原分子与淋巴细胞抗原受体结合的关键，其空间构型与受体之间越吻合，免疫原性越强。抗原决定簇在分子表面时，易与淋巴细胞抗原受体结合，抗原性强；若存在于大分子内部，则表现不出免疫原性。

此外，抗原的免疫原性与抗原的物理性状、种类、进入机体的方式与途径有关，还受机体的遗传、年龄、生理状况、个体差异等因素的影响。

三、医学上重要的抗原

（一）异种抗原

1. 微生物及其代谢产物　微生物化学组成非常复杂，是多种抗原的聚合体，免疫原性较强。因此，可制备相应疫苗来预防传染病的感染，也可根据相应抗体来辅助诊断相应传染病。

细菌的外毒素是毒性极强的蛋白质，具有良好的免疫原性。外毒素经甲醛处理后，失去毒性，保留免疫原性称为类毒素。注射类毒素，可使机体产生特异性抗体（即抗毒素），能有效中和外毒素，可作为人工主动免疫制剂。

2. 动物免疫血清　动物免疫血清是指含有特异性抗体的动物血清制剂，如抗毒素血清。抗毒素血清是将类毒素免疫大型动物（如马）而获得的免疫血清或精制抗体。这种动物来源的抗毒素注入人体,可中和相应的外毒素,发挥紧急预防和治疗外毒素疾病的作用。但这种抗毒素来自动物,对人来说是异种抗原,因而具有免疫原性,可刺激机体产生相应的抗体,反复使用可引发超敏反应,故注射前应做皮肤过敏试验。

3. 异嗜性抗原 存在于不同种属之间的共同抗原称为异嗜性抗原。如溶血性链球菌与人肾小球基底膜及心肌组织有共同抗原,故在链球菌感染后,其刺激机体产生的抗体,可与具有共同抗原的心、肾组织发生交叉反应,导致肾小球肾炎或心肌炎;立克次体与变形杆菌之间存在着共同抗原,临床上可利用变形杆菌代替立克次体来检测可疑患者体内立克次体的抗体,辅助诊断立克次体病。

(二)同种异型抗原

同一种属不同个体间,由于遗传基因的差异,存在多种不同抗原,称为同种异型抗原。人类的同种异型抗原主要有:

1. 红细胞血型抗原

(1)ABO 血型抗原:根据人类红细胞表面所含的 A 抗原与 B 抗原的不同,可将人类血型分为 A 型、B 型、AB 型和 O 型 4 种。由于不同血型的人群存在天然血型抗体,若误输入异型血,可引起严重输血反应。

(2)Rh 血型抗原:人类红细胞膜表面具有 D 抗原者为 Rh 阳性(Rh^+),缺乏 D 抗原者为 Rh 阴性(Rh^-)。人类血清中不存在抗 Rh 的天然抗体,抗 Rh 抗体仅在接受免疫的情况下产生。若 Rh^- 的母亲孕育 Rh^+ 的胎儿或输入的 Rh^+ 血液,可刺激母体产生抗 Rh 抗体(IgG 类抗体),当母体再次孕育 Rh^+ 的胎儿或输入 Rh^+ 血液时,可出现新生儿溶血病或输血反应。

2. 人类白细胞抗原(human leucocyte antigen,HLA) 主要组织相容性复合体(major histocompatibility complex,MHC)是一组决定移植组织是否相容、与免疫应答密切相关、紧密连锁的基因群。哺乳动物都具有 MHC,不同动物的 MHC 及其编码的抗原有不同的命名。人类的主要组织相容性抗原称为人类白细胞抗原(HLA),是存在于一切有核细胞膜上的蛋白抗原,参与免疫应答、移植排斥反应及免疫调节。HLA 表达异常与人类某些疾病的发生密切相关。

 知识拓展

人的生物学"身份证"

人类白细胞抗原(HLA)具有显著的多基因性和多态性。因此,在无亲缘关系的人群中,HLA 表型完全相同的概率几乎等于零。而每个人所拥有的 HLA 等位基因型别一般终生不变,这意味着 HLA 可成为不同个体用以显示个体特性的遗传标志,是一套独特的生物学"身份证"。另外,HLA 为单倍型遗传,亲代与子代之间必然有一个单倍型相同。

据此,HLA 基因分型已在法医学上被广泛用于亲子鉴定和对死亡者"验明正身"。

（三）自身抗原

1. 隐蔽的自身抗原　有些自身物质位于特殊的解剖位置,自胚胎期始从未与机体免疫系统接触,称为隐蔽抗原。如脑组织和眼晶状体蛋白、精子、甲状腺球蛋白、眼葡萄膜色素等。由于外伤、感染或手术等原因,这些隐蔽的自身物质可释放进入血液、淋巴液,引起自身免疫应答。如眼外伤时,伤侧眼球的晶状体蛋白可释放入血,刺激机体产生针对晶状体蛋白的抗体或激活特异性淋巴细胞,进而引起健侧眼球发生交感性眼炎。

2. 修饰的自身抗原　在感染、电离辐射或化学药物等影响下,自身组织细胞抗原结构发生改变成为自身抗原,刺激机体引起自身性免疫应答。如有些患者服用甲基多巴后,使红细胞抗原发生改变,引起自身免疫性溶血性贫血。

（四）肿瘤抗原

1. 肿瘤特异性抗原　指只存在于某种特定肿瘤细胞表面的抗原,如黑色素瘤、结肠癌的抗原。

2. 肿瘤相关抗原　指与某种肿瘤的发生有关,但不是该肿瘤细胞所特有的抗原物质。正常时机体内可少量存在,在某种肿瘤发生时,其含量明显增加。如肝细胞癌变时,体内的甲胎蛋白(AFP)含量明显增加,目前甲胎蛋白的检测已广泛用于原发性肝癌的辅助诊断和普查。

四、佐　剂

先于抗原或同时注入机体,能明显增强免疫应答或改变免疫应答类型的物质,称佐剂。佐剂包括:①微生物及其产物,如短小棒状杆菌、卡介苗(BCG)等;②无机化合物,如明矾、氢氧化铝等;③油剂,如弗氏佐剂等。

佐剂能延长抗原在体内的刺激时间,刺激抗原提呈细胞的功能,促进淋巴细胞增殖分化,具有增强免疫应答的作用。

佐剂目前广泛应用于疫苗的配制,还可作为抗肿瘤和抗感染的辅助免疫治疗添加剂。

（丛瑞华）

第二节　免疫球蛋白

一、概　念

1. 抗体(antibody,Ab)　是 B 淋巴细胞受抗原刺激后活化、增殖分化为浆细胞,由浆细胞产生的并能与相应抗原特异性结合的免疫球蛋白。

2. 免疫球蛋白（immunoglobulin，Ig） 具有抗体活性及化学结构与抗体相似的球蛋白统称为免疫球蛋白。抗体是免疫球蛋白，而免疫球蛋白不一定都是抗体。抗体属于生物学功能概念，免疫球蛋白则属于化学结构概念，如多发性骨髓瘤患者的血液中有大量的与抗体结构相似但不具备抗体功能的球蛋白，这些球蛋白是骨髓瘤细胞分泌的，只能称为免疫球蛋白，不能称为抗体。

二、免疫球蛋白的结构与功能

（一）免疫球蛋白的结构

1. 基本结构 免疫球蛋白分子的基本结构是由二硫键连接的四条肽链组成的对称结构，称为单体。其中两条相同的长链称为重链（H 链），由 450～550 个氨基酸残基组成，两条相同的短链称为轻链（L 链），由 214 个氨基酸残基组成（图 3-3）。

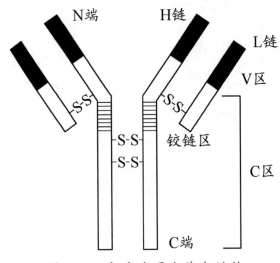

图 3-3 免疫球蛋白基本结构

免疫球蛋白的重链和轻链不是简单的直线结构，其肽链反复高度盘绕，形成了具有特定功能的高度复杂的立体区域。

（1）可变区（V 区）：氨基端轻链的 1/2 和重链的 1/4 的区域内氨基酸的组成和排列顺序高度可变，称为可变区（V 区），能与抗原特异性结合。

（2）恒定区（C 区）：羧基端轻链的 1/2 和重链的 3/4 的区域氨基酸数量、种类和排列顺序都相对稳定，称为恒定区（C 区）。其中重链的三个恒定区从氨基端向羧基端排列为CH1、CH2、CH3，分别具有不同的功能。

（3）铰链区：位于重链 CH1、CH2 之间的区域上，由十几个氨基酸组成，富含脯氨酸，富有弹性，易于伸展弯曲，可使免疫球蛋白分子由 T 型变为 Y 型，暴露 CH2，便于结合补体。

2. 水解片段 用木瓜蛋白酶水解 IgG 单体，可在铰链区二硫键的氨基侧切断，得到两个相同的抗原结合片段（Fab 段）和一个可结晶片段（Fc 段），Fab 段包含了轻链和重链的可变区,是与抗原分子结合的片段(图3-4)。Fc 具有激活补体、结合细胞、通过胎盘和黏膜的功能。

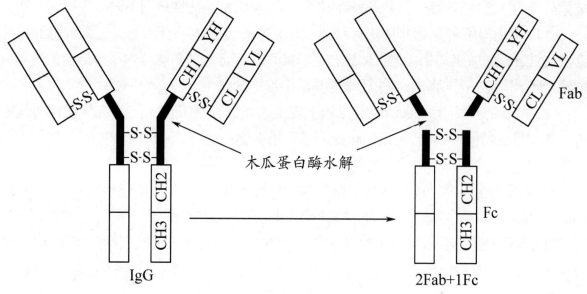

图 3-4　免疫球蛋白水解片段

3. 分类　根据重链恒定区结构的差别,将免疫球蛋白分为五类,分别是 IgG、IgM、IgA、IgD、IgE。其中 IgG、IgD、IgE 和血清型 IgA 均由单体组成,sIgA(分泌型)是由连接链(J链)连接两个单体和一个分泌片构成,IgM 是由连接链(J 链)连接五个单体构成。五类免疫球蛋白的结构见图3-5。

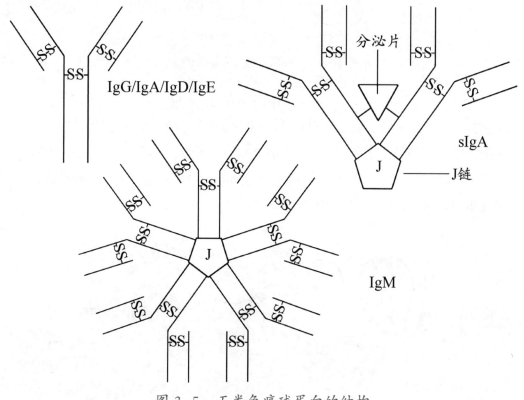

图 3-5　五类免疫球蛋白的结构

（二）免疫球蛋白的生物学功能

1. **Fab 段的生物学功能**　Fab 段能够特异性结合抗原,其结合部位在可变区(V区)。抗体与相应抗原特异性结合后所发挥的生物学效应因抗原的性质而不同。

（1）中和作用:外毒素和病毒都是通过与易感细胞受体结合的方式进入细胞而发挥毒性、感染作用的,当与相应的抗体结合后,外毒素、病毒上与易感细胞受体结合的位点被抗体封闭,不能进入细胞内,丧失了毒性和感染细胞的作用。

（2）抑制细菌吸附:细菌吸附到黏膜上皮上才能定居,继而繁殖。分布于黏膜表面的sIgA 能与细菌特异性结合,可以阻止细菌与黏膜细胞的结合,阻断细菌的定居,加快细菌的排除。

2. **Fc 段的生物学功能**　有些抗原在与相应抗体结合后,其生物学性质并不能改变,需要 Fc 段结合补体、吞噬细胞和 NK 细胞等,才能将抗原破坏清除。

（1）激活补体:当抗体与细胞型抗原特异性结合后,抗体分子发生构型变化,由 T 型变为 Y 型,暴露补体结合点 CH2 区,结合补体继而激活补体,溶解抗原细胞(图 3-6)。

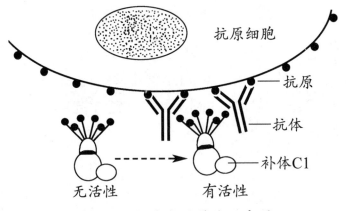

图 3-6　抗体激活补体示意图

（2）结合细胞:在单核-巨噬细胞、NK 细胞膜上有 IgG 的 Fc 受体,在肥大细胞或嗜碱性粒细胞膜上有 IgE 的 Fc 受体,抗体与其相应受体结合发挥不同的作用。

1）调理作用:在单核-巨噬细胞膜上有 IgG 的 Fc 受体,当细菌与相应抗体 IgG 特异性结合后,IgG 的 Fc 段即可与单核-巨噬细胞上的 Fc 受体结合,激活细胞内的调控机制,增强吞噬细胞对细菌的吞噬消化作用(图 3-7)。

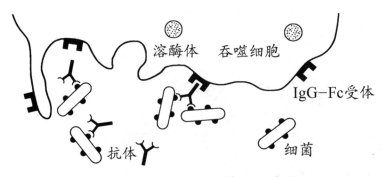

图 3-7　抗体的调理作用示意图

2）ADCC 作用:IgG 的 Fab 段与靶细胞(如肿瘤细胞)表面抗原特异性结合后，IgG 的 Fc 段与自然杀伤细胞(NK 细胞)表面的 Fc 受体结合，介导 NK 细胞杀伤靶细胞(图 3-8)，称为抗体依赖性细胞介导的细胞毒作用(ADCC)。

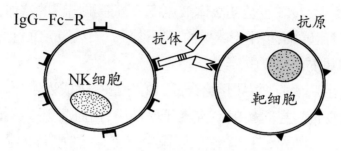

图 3-8　抗体参与 ADCC 示意图

3）介导 I 型超敏反应:在肥大细胞或嗜碱性粒细胞表面有 IgE 的 Fc 受体,IgE 的 Fc 段与肥大细胞或嗜碱性粒细胞表面 IgE 的 Fc 受体结合,可引起 I 型超敏反应。

（3）穿过胎盘和黏膜:IgG 是人类唯一能通过胎盘的免疫球蛋白,母体的 IgG 可通过其 Fc 段与胎盘滋养层细胞 Fc 受体结合,然后通过胎盘进入胎儿血液循环,使得新生儿出生后就有了同母体基本相同的抗体水平,能够赋予新生儿约 6 个月的抗感染免疫力,这种自然被动免疫机制对于新生儿抗感染具有重要意义。此外,分泌型 IgA 通过分泌片介导其穿越呼吸道、消化道黏膜上皮细胞,到达黏膜表面发挥抗感染作用。

　知识拓展

免疫球蛋白与自然被动免疫

母体血清中的五类免疫球蛋白中,IgG 能通过胎盘,故胎儿可通过胎盘获得 IgG 类抗体;而初生婴儿从初乳中可获得 sIgA,婴儿在出生后 6 个月内很少得传染病,是从母体获得被动免疫的结果。但出生 6 个月后,从母体获得的抗体逐渐消失,对感染的易感性逐渐升高。1~5 岁一般是婴幼儿各种传染病高发时期。以后,随着年龄的增长,体内各种特异性抗体的合成量逐渐增高,抗感染能力逐渐增强,故 5 岁后幼儿发病率又逐渐下降,这就是"自然被动免疫"。

三、五类免疫球蛋白的特性

1. IgG　人体出生后的第 3 个月开始合成,3~5 岁时接近成人水平,40 岁后逐渐下降。IgG 是人体内五类免疫球蛋白中含量最高的,占血清免疫球蛋白总量的 75%,分布于全身各个组织和体液中,也是唯一能够通过胎盘的免疫球蛋白,是机体抗感染的主要抗体。抗病毒抗体、抗细菌抗体及抗毒素主要为 IgG。

2. IgM 由五个单体构成,分子量最大,称为巨球蛋白,因此激活补体、凝集抗原作用均强大,主要分布于血液,占血清免疫球蛋白总量的 10%。IgM 是个体发育过程中最早合成和分泌的抗体,胚胎发育晚期的胎儿即能合成 IgM,故脐带血中特异性 IgM 水平升高,提示胎儿发生宫内感染。IgM 也是初次体液免疫应答最早出现的抗体,血清中检出特异性 IgM,则提示近期发生感染,可用于感染的早期诊断。天然的 ABO 血型抗体为 IgM,血型不符的输血可致严重的溶血反应。

3. IgA 人体出生后 4~6 个月开始合成,12 岁左右达成人水平。IgA 分为血清型和分泌型两种,血清型 IgA 主要为单体,存在于血清中,占血清免疫球蛋白总量的 10%~15%。分泌型 IgA(sIgA)由呼吸道、消化道、泌尿生殖道等处黏膜中的浆细胞产生,广泛分布于黏膜和外分泌液中,是机体局部黏膜抗感染的主要抗体。sIgA 能抑制微生物在呼吸道黏膜上皮附着,减缓病毒繁殖,是黏膜重要屏障,对某些病毒、细菌和一般抗原具有抗体活性,是防止病原体入侵机体的第一道防线。

儿童局部黏膜 sIgA 合成不足容易患呼吸道和胃肠道感染。母亲初乳中含有 sIgA,是婴儿获得自然被动免疫的重要途径,应大力提倡母乳喂养。

4. IgD 血清中含量很少,占血清免疫球蛋白总量的 0.2%~0.3%,是 B 淋巴细胞的重要抗原受体,血液中 IgD 功能尚不清楚。

5. IgE 正常人血清中含量极低,约占血清中免疫球蛋白总量 0.02%,但在过敏性疾病或寄生虫感染时,特异性 IgE 含量显著增高。IgE 可通过其 Fc 段与肥大细胞和嗜碱性粒细胞表面的 Fc 受体结合,介导 I 型超敏反应。

五类免疫球蛋白的主要特性见表 3-1。

表 3-1 五类免疫球蛋白的比较

比较项目	IgG	IgA	IgM	IgD	IgE
存在形式	单体	单体、双体	五聚体	单体	单体
血清比例 /%	75~85	10~15	5~10	<0.3	<0.02
合成时间	出生后 3 个月	4~6 个月	胚胎末期	较晚	较晚
半衰期 /d	20~23	6	5	3	2
生物学特性	抗感染免疫的主要抗体;唯一能穿过胎盘	sIgA 是黏膜局部抗感染的主要抗体;初乳中含有	早期重要的抗感染抗体	功能尚未清楚	介导 I 型超敏反应;抗寄生虫感染

(丛瑞华)

第三节 免 疫 系 统

免疫系统是机体执行免疫功能的物质基础,由免疫器官和组织、免疫细胞和免疫分子组成。

一、免 疫 器 官

免疫器官按其功能的不同,分为中枢免疫器官和外周免疫器官。

（一）中枢免疫器官

中枢免疫器官包括骨髓和胸腺,是免疫细胞发生、分化、发育和成熟的场所,对外周免疫器官的发育也有促进作用。

1. 骨髓　位于骨髓腔内,是造血器官,也是各种免疫细胞的发源地。骨髓中的多能干细胞分化为髓样干细胞和淋巴干细胞。前者发育为红细胞系、粒细胞系、单核－巨噬细胞系等,后者发育为淋巴细胞系。其中一部分淋巴干细胞在骨髓继续发育成为 B 淋巴细胞,离开骨髓后进入外周免疫器官定居。另一部分淋巴干细胞则进入胸腺继续发育。骨髓是机体重要的中枢免疫器官,也是再次体液免疫应答发生的主要部位。

2. 胸腺　位于胸腔上纵隔前部、胸骨后方。出生时重 10～15g;以后增长迅速,至青春期体积最大,35～40g;青春期后逐渐退化;老年期胸腺萎缩,功能衰退,机体易发生感染和肿瘤。来自骨髓的淋巴干细胞进入胸腺,在胸腺微环境的影响下,95% 的细胞凋亡,只有 5% 的细胞分化成熟为具有免疫活性的 T 淋巴细胞,离开胸腺后进入外周免疫器官定居。

（二）外周免疫器官

外周免疫器官是免疫细胞定居和发生免疫应答的部位,包括脾脏、淋巴结和黏膜相关淋巴组织。

1. 淋巴结　人体有 500～600 个淋巴结,广泛分布于全身非黏膜部位的淋巴通道汇集处(图 3-9),主要功能是清除各个组织器官中的抗原物质,如病原微生物、肿瘤细胞等。淋巴结内有 T、B 淋巴细胞以及巨噬细胞。在淋巴结内 T、B 淋巴细胞接受抗原刺激后,能活化、增殖、分化,发生免疫应答。其中的 T、B 淋巴细胞也能随淋巴液进入血液,透过毛细血管壁进入组织,然后随淋巴液再回到淋巴结,进行淋巴细胞再循环。

2. 脾脏　是人体最大的外周免疫器官。脾脏主要清除血液内抗原物质以及自身衰老死亡的细胞。其中 B 淋巴细胞约占 60%,T 淋巴细胞约占 40%。来自血液的抗原物质进入脾脏刺激 T、B 淋巴细胞活化、增殖、分化,发生免疫应答并被清除。切除脾脏会降低机体的免疫力。

3. 黏膜相关淋巴组织　主要包括扁桃体、阑尾、呼吸道、消化道及泌尿生殖道黏膜下

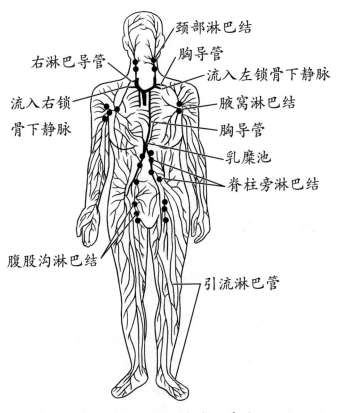

图 3-9　人体的淋巴系统

分散的淋巴组织等。这些组织中均分布有各类免疫细胞,包括 T、B 淋巴细胞,是全身免疫系统的重要组成部分。黏膜相关淋巴组织是人体重要的防御屏障,是发生黏膜免疫应答的主要场所。

二、免　疫　细　胞

免疫细胞是指与免疫有关的细胞,包括 T 淋巴细胞(简称 T 细胞)、B 淋巴细胞(简称 B 细胞)、NK 细胞和抗原提呈细胞等。其中 T 细胞、B 细胞在抗原刺激下能够活化、增殖、分化、发生免疫应答,产生效应 T 细胞和抗体,故又称为免疫活性细胞。

(一) T 细胞

T 细胞是骨髓中的淋巴干细胞进入胸腺,在胸腺微环境作用下,分化发育成熟的淋巴细胞,故称为胸腺依赖性淋巴细胞。占外周血淋巴细胞总数的 65%～80%。T 细胞在介导适应性免疫应答的同时也参与免疫调节。

1. 主要表面标志　T 细胞表面分子是 T 细胞表面表达的不同糖蛋白分子,与 T 细胞功能有关(图 3-10)。

(1) T 淋巴细胞抗原受体(TCR):TCR 是 T 细胞细胞膜上特异性识别抗原的结构,T 细胞通过 TCR 与抗原物质特异性结合,构成启动免疫应答的信号。

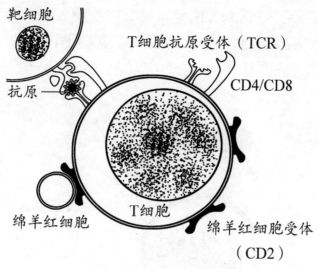

图 3-10　T 细胞表面分子

（2）CD4：存在于部分 T 细胞表面,这些 T 细胞被称为 CD4⁺T 细胞,CD4 与抗原提呈细胞表面的 MHC Ⅱ类分子结合,协助 TCR 接受抗原。

（3）CD8：表面有 CD8 的 T 细胞称为 CD8⁺T 细胞。CD8 与抗原细胞膜上的 MHC Ⅰ类分子结合,参与 CD8⁺T 细胞的活化增殖。

（4）CD2（绵羊红细胞受体）：CD2 能与绵羊红细胞结合。B 细胞上无 CD2,所以 CD2 是 T 细胞区别于 B 细胞的重要标志。采用 T 细胞与绵羊红细胞混合形成的 E 玫瑰花环（图 3-11）试验可以检测血液中 T 细胞数量和比例。

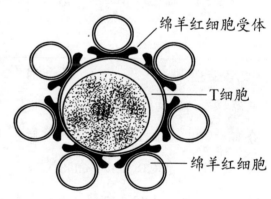

图 3-11　E 玫瑰花环

2. 分类　成熟 T 细胞是高度不均一的细胞群体,根据所处的活化阶段,可分为初始 T 细胞、效应 T 细胞和记忆 T 细胞。按表达 CD 分子的不同,可分为 CD4⁺ 细胞和 CD8⁺ 细胞。

（1）CD4⁺T 细胞：主要为辅助性 T 细胞（Th）,能识别抗原肽 -MHC Ⅱ分子复合物。Th 细胞可分化为 Th1、Th2、Th3 三类效应 Th 亚群。Th1 细胞主要分泌细胞因子,引起炎症反应和Ⅳ型超敏反应;Th2 细胞主要是促进 B 细胞增殖分化后分泌抗体,引起体液免疫应答。Th3 细胞具在免疫负调节作用,可抑制细胞免疫和体液免疫。

（2）CD8⁺T 细胞：是一类具有杀伤活性的效应细胞,称为杀伤性 T 细胞（Tc）或细胞毒性 T 细胞（CTL）,能识别靶细胞表面的抗原肽 -MHC Ⅰ类分子复合物,通过使靶细胞裂解或靶胞凋亡的机制,特异性杀伤肿瘤细胞或病毒感染的细胞。

（二）B 细胞

B 细胞是由骨髓中的淋巴干细胞在骨髓的微环境作用下发育成熟的,故称为骨髓依赖性淋巴细胞,占外周血淋巴细胞总数的 20%。B 细胞介导体液免疫应答。

B细胞表面有抗原受体(BCR),该受体是B细胞膜表面的免疫球蛋白(SmIg),它能与抗原物质特异性结合,激活B细胞,启动免疫应答(图3-12)。每一个B细胞表面只含一种抗原受体,只能识别并结合相应的抗原决定簇,从而产生针对该抗原决定簇的抗体。

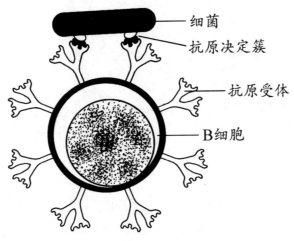

图3-12　B细胞抗原受体

人类T细胞与B细胞的比较见表3-2。

表3-2　人类T细胞与B细胞的比较

比较要点	T细胞	B细胞
来源	胸腺	骨髓
分布	淋巴结中占75%、脾脏中占40%	淋巴结中占25%、脾脏中占60%
表面标志	TCR、CD4、CD8、CD2	BCR（SmIg）、MHC分子、CD32
分类	CD4$^+$T细胞、CD8$^+$T细胞	B1细胞、B2细胞
功能	介导细胞免疫、参与辅助体液免疫	介导体液免疫、参与提呈抗原

（三）NK细胞

NK细胞为自然杀伤细胞,占外周血淋巴细胞的5%~10%。其表面无抗原受体,无须抗原刺激活化就能直接杀伤抗原靶细胞,具有早期、直接、广泛等特点。所以在无特异性抗体和效应Tc细胞形成之前,即可有效地杀伤带病毒的靶细胞,发挥早期抗病毒感染作用。NK细胞膜上有IgG的Fc受体,与抗原靶细胞结合的IgG还可以通过Fc段结合到NK细胞上,激发NK细胞活性,杀伤靶细胞。这种需要抗体辅助的杀细胞作用,称为抗体依赖性细胞介导的细胞毒作用,简称ADCC作用。NK细胞具有重要的免疫监视功能,在抗肿瘤中发挥重要作用。

（四）抗原提呈细胞

抗原提呈细胞（antigen presenting cell，APC）是指一些能捕获、加工处理抗原并将处理后的抗原肽传递给 T 细胞的细胞。主要包括单核 – 巨噬细胞、树突状细胞、B 细胞。

抗原提呈细胞经吞噬、胞饮等方式摄取抗原，并对抗原进行加工处理，降解为抗原肽，抗原肽与内体中新合成的 MHC Ⅱ 类分子结合形成复合物转运至细胞表面，供 CD4$^+$ Th 细胞识别、结合，从而引发免疫应答（图 3-13）。

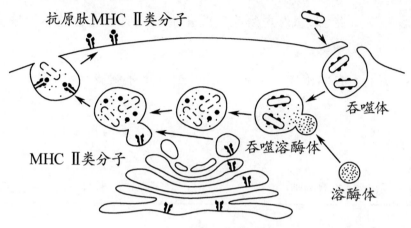

图 3-13　抗原提呈细胞提呈抗原过程

三、免疫分子

免疫分子包括抗体、细胞因子和补体等多种参加免疫应答的生物活性物质。它们既是免疫应答的效应分子，又是免疫应答过程中各个环节相互调节和相互作用的物质，在整个免疫应答过程中起着十分重要的作用。重要细胞因子的来源及作用见表 3-3。

表 3-3　重要细胞因子的来源及作用

细胞因子	产生细胞	生物学作用
白细胞介素 –1（IL-1）	单核-巨噬细胞及其他基质细胞	促进 T、B 细胞活化、增殖；增强 NK 细胞、巨噬细胞活性；介导炎症反应；引起发热反应
白细胞介素 –2（IL-2）	活化 T 细胞、NK 细胞	促进 T、B 细胞增殖分化；增强 NK 细胞、Tc 细胞活性；诱导 LAK 形成
干扰素（IFN）	白细胞、成纤维细胞、活化 T 细胞、NK 细胞	抗病毒、抗肿瘤；参与免疫调节；增强 NK 细胞、巨噬细胞的活性；促进 T、B 细胞活化

细胞因子	产生细胞	生物学作用
肿瘤坏死因子（TNF）	单核－巨噬细胞、活化T细胞	杀伤、抑制肿瘤细胞；抗病毒；参与免疫调节；促进炎症反应；引起发热反应；引发恶病质
集落刺激因子（CSF）	活化T细胞、单核－巨噬细胞、血管内皮细胞及成纤维细胞	促进造血干细胞向各种免疫细胞分化；诱导干细胞体外培养形成集落
趋化因子（CK）	白细胞等	介导细胞迁移；调节血细胞发育、胚胎期器官发育、血管形成、细胞凋亡；参与肿瘤的发生、发展及移植排斥反应等
生长因子（GF）	多种细胞	调节细胞生长、分化；调节免疫功能

（丛瑞华）

第四节 免疫应答

一、免疫应答的概念、类型、过程及特点

（一）免疫应答的概念

免疫应答是指机体受到抗原刺激后，免疫细胞识别、摄取、处理抗原，继而活化、增殖、分化，最终产生一系列生物学效应的过程。

免疫应答主要发生在外周免疫器官和黏膜相关淋巴组织。通过免疫应答机体及时地清除了抗原性异物，维持机体的生理平衡和稳定，如抗感染和抗肿瘤等，但在某些情况下，免疫应答也可对机体造成伤害，引起超敏反应或其他免疫性疾病。

（二）免疫应答的类型

1. 体液免疫应答和细胞免疫应答　根据参与免疫应答细胞种类及其效应机制的不同，适应性免疫应答可分为T细胞介导的细胞免疫应答和B细胞介导的体液免疫应答。

2. 正免疫应答和负免疫应答　根据免疫活性细胞对抗原异物刺激的反应结果不同，免疫应答可分为正免疫应答和负免疫应答。正免疫应答（即通常所指的免疫应答）是指免疫活性细胞在抗原刺激下，活化、增殖、分化和产生效应物质，表现出一系列生物学效应的全过程。负免疫应答是指免疫活性细胞在抗原刺激下表现为特异性不应答状态，也称为免疫耐受。

3. 生理性免疫应答和病理性免疫应答　根据免疫应答结果是否对机体造成损伤,可分为生理性免疫应答和病理性免疫应答。正常情况下,机体对抗原异物发生免疫应答可表现为抗感染、抗肿瘤等效应;对自身正常组织细胞形成免疫耐受,此为生理性免疫应答。某些异常情况下,机体免疫应答过强,可发生超敏反应甚至导致超敏反应性疾病的发生;或者自身免疫耐受被打破时,进而诱发自身免疫病等,此类情况称为病理性免疫应答。

（三）免疫应答的基本过程

根据免疫应答的基本规律,适应性免疫应答可以划分为紧密相关、不可分割的三个阶段,即其他微生物所致疾病(抗原提呈与识别阶段)、反应阶段(活化增殖与分化阶段)和效应阶段。

1. 感应阶段(抗原提呈与识别阶段)是指抗原提呈细胞(APC)摄取、加工处理与提呈和T、B细胞通过TCR/BCR特异性识别抗原肽阶段,故又称抗原识别阶段。

（1）APC提呈抗原:APC摄取抗原,在细胞内将抗原加工处理成抗原肽,抗原肽与MHC分子形成抗原肽-MHC分子复合体表达在APC细胞的表面,供TCR/BCR识别。

（2）T、B细胞识别抗原:B细胞介导的体液免疫需要Th细胞和APC参与,也可通过BCR直接识别抗原决定簇,获取抗原信息。T细胞通过TCR识别APC识别提呈的抗原肽,内源性抗原的抗原肽与自身的MHC I类分子结合,供CD8+T细胞识别;外源性抗原的抗原肽与自身的MHC II分子结合,供CD4+Th细胞识别(图3-14)。

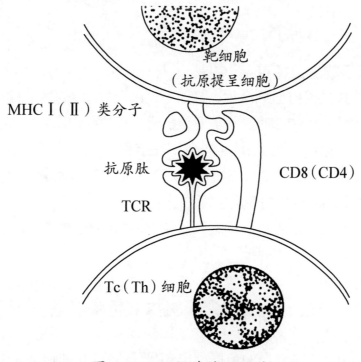

图 3-14　T 细胞的双识别

2. 反应阶段(活化增殖与分化阶段)是指T、B细胞特异性识别、接受抗原刺激后活化、增殖和分化的阶段。B细胞活化、增殖和分化为浆细胞并产生抗体;T细胞活化、增殖和分化成效应 T 细胞。其中部分细胞分化成为长寿命的记忆细胞（Bm、Tm）。

3. 效应阶段　是指免疫应答产生的效应物质（抗体、细胞因子和效应 T 细胞）分别发挥体液免疫效应和细胞免疫效应，清除"非己"抗原或诱导免疫耐受，维持机体平衡或诱发免疫性疾病（图 3-15）。

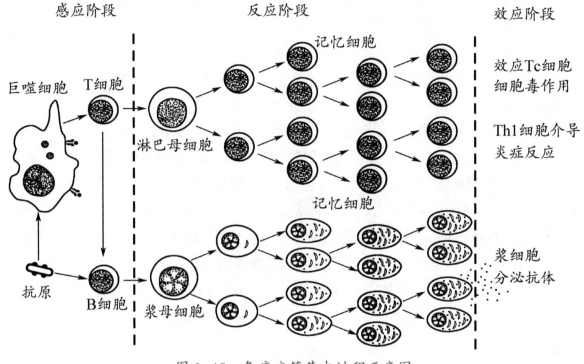

图 3-15　免疫应答基本过程示意图

（四）免疫应答的主要特点

1. 特异性　机体接受抗原刺激后，一般只产生对该抗原的特异性免疫应答，相应的免疫应答产物（抗体和效应 T 细胞）只能对该抗原和表达此抗原的靶细胞发挥作用。

2. 记忆性　在抗原特异性 T、B 细胞活化、增殖和分化阶段，有一部分 T、B 细胞停止分化，成为长寿命的免疫记忆细胞；当机体再次接受相同抗原刺激时，免疫记忆细胞可迅速增殖、分化，产生更强而持久的免疫应答。

3. MHC 限制性　抗原的处理、提呈以及 TCR 对抗原的识别均需要自身 MHC 分子参与，这种现象称为 MHC 限制性。

二、B 细胞介导的体液免疫应答

体液免疫是指由 B 细胞介导的免疫反应，主要是通过 B 细胞接受抗原刺激后分化增殖为浆细胞，浆细胞合成并分泌抗体，由抗体来发挥免疫效应。体液免疫主要针对体液中细胞外的抗原物质发挥免疫效应。

（一）抗体产生的一般规律

1. 初次应答　指抗原物质第一次进入机体引起的体液免疫应答。抗原第一次进入机体时，须经较长的潜伏期才能在血液中检出抗体，潜伏期的长短与抗原的性质等因素有关，一般5～10天后血中抗体逐渐增多，2～3周达高峰。初次应答的特点是：潜伏期长（1～2周）；抗体含量少、效价低；抗体在体内维持时间短；主要为IgM类抗体，亲和力低。

2. 再次应答　机体再次接触相同抗原刺激时所产生的体液免疫应答。机体再次接受相同抗原刺激时，抗体产生的情况与初次应答不同。再次应答的特点是：潜伏期短（1～2天）；抗体含量多、效价高；抗体在体内维持时间长；主要为IgG类抗体，亲和力高。IgM产生的数量和维持时间与初次应答相似，而IgG的数量可较初次应答高出数倍至数十倍。再次应答是抗原直接刺激记忆性B细胞引起的，不需要B细胞分化的前段过程，故反应迅速。初次应答和再次应答均是先产生IgM，后产生IgG。IgM维持时间短，当IgM含量达到高峰开始下降时，才开始产生IgG。当IgG达高峰时，IgM基本消失。抗体产生的一般规律见图3-16。

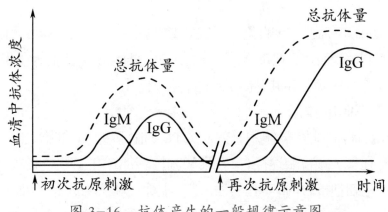

图3-16　抗体产生的一般规律示意图

在初次应答中，潜伏期长，不能及时产生抗体，对抗原的清除能力弱，故病原微生物第一次侵入机体，引起疾病的可能性就大。在再次应答中，机体对抗原的免疫应答快，迅速产生抗体，对抗原的清除能力强，故病原微生物再次侵入机体，则引起疾病的可能性较小。

掌握抗体产生的规律，在医学实践中有重要的指导意义：①指导预防接种，制订最佳计划免疫方案，可使免疫机体产生高效价、高亲和力的抗体；②血液中IgM升高可作为传染病早期感染诊断依据之一；③检测患者疾病早期和恢复期特异性抗体的效价，可了解病程及评估疾病转归。

（二）体液免疫的生物学效应

抗体与相应抗原结合后，对抗原的影响因抗原的性质而不同。有些抗原可以因与抗体结合直接失去生物学活性，如外毒素、病毒等；有些抗原与抗体结合后，其生物学性质不受影响，还需要联合其他免疫成分才能将其清除。

1. 中和作用　外毒素与相应抗体特异性结合后，抗体封闭了外毒素与细胞膜受体结合的位点,外毒素失去了结合细胞的能力,无法发挥毒性作用;抗病毒的中和抗体可阻断病毒进入易感细胞,使病毒失去感染能力。

2. 抑制病原体吸附　分泌型 IgA 分泌至呼吸道、消化道和泌尿生殖道黏膜表面,可阻止细菌、病毒和其他病原体入侵。

3. 调理作用　细菌与相应抗体结合后,细菌并不能死亡,抗体的 Fc 段能够结合到吞噬细胞的 Fc 受体上,从而促进吞噬细胞对细菌的吞噬。

4. ADCC 作用　细胞型抗原与相应抗体 IgG 特异性结合后,抗体并不能直接杀伤细胞型抗原,IgG 的 Fc 段可与 NK 细胞膜上的 Fc 受体结合,激活 NK 细胞,杀伤抗原靶细胞。

5. 激活补体　细胞型抗原与相应抗体 IgG 特异性结合后,抗体构型由 T 变为 Y 型,暴露补体结合点 CH2,结合补体,进而激活补体,形成膜攻击复合物,溶解抗原细胞。

6. 免疫损伤作用　由抗体引起的免疫损伤见于 Ⅰ、Ⅱ、Ⅲ型超敏反应和自身免疫病。

三、T 细胞介导的细胞免疫应答

细胞免疫是指由 T 细胞介导的免疫反应。T 细胞接受抗原刺激后活化增殖为效应 T 细胞,通过效应 CTL 细胞的细胞毒作用及效应 Th1 细胞分泌细胞因子发挥细胞免疫效应。细胞免疫主要针对细胞内的抗原物质发挥免疫作用。

(一)效应 T 细胞的作用

1. 效应 CTL 细胞的细胞毒作用　效应 CTL 细胞又称 Tc 细胞,主要通过以下方式杀伤靶细胞:①穿孔素/颗粒酶途径,穿孔素和颗粒酶都存在于效应 CTL 胞质颗粒中,当效应 CTL 细胞与靶细胞接触时,穿孔素插入靶细胞膜,颗粒酶进入靶细胞,诱导靶细胞凋亡,也可清除细胞内病毒感染产物并阻止病毒复制。②死亡受体途径,效应 CTL 细胞可表达 FasL 或分泌 TNF-α,这些效应分子可分别与肿瘤或病毒感染等靶细胞表面的 FasL 和 TNF 受体结合,通过激活半胱天冬氨酸信号转导途径,诱导靶细胞凋亡。效应 CTL 细胞杀伤、破坏靶细胞后,可与之分离,继续攻击杀伤其他表达相应抗原的靶细胞。通常一个效应 CTL 细胞在几小时内可连续杀伤数十个靶细胞。这种由效应 CTL 细胞介导的特异性细胞毒作用在清除病毒抗原、抗肿瘤免疫监视和同种异体移植物排斥反应中具有重要意义(图 3-17)。

2. 效应 CD4 Th1 细胞介导的炎症反应　效应 Th1 细胞主要是通过释放 IL-2、IFN-γ、TNF-β 等细胞因子发挥免疫调节作用,介导产生细胞免疫效应,炎症反应或迟发型超敏反应。

(1)白细胞介素-2(IL-2)的主要生物学效应:①促进 APC 活化;②促进 CTL 活化;③促进 Th1 细胞活化扩大细胞免疫效应。

(2)肿瘤坏死因子(TNF-β)的主要生物学效应:①引起炎症反应;②调理作用;③杀伤周围细胞。

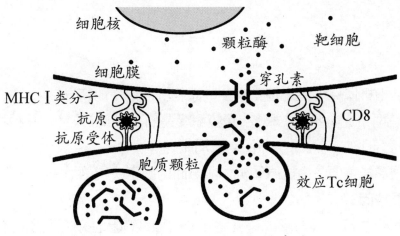

图 3-17 效应 Tc 细胞的细胞毒作用

（3）干扰素（IFN-γ）的主要生物学效应：①促进抗原提呈；②扩大免疫效应；③促进 NK 细胞活化；④调理作用，增强单核 – 巨噬细胞杀伤能力。

（二）细胞免疫的生物学效应

1. 抗感染　由于某些病原微生物在机体细胞内寄生，存在于体液中的抗体不能进入细胞内对病原微生物发挥作用。所以对细胞内寄生的病原微生物，如结核分枝杆菌、麻风分枝杆菌、病毒及某些真菌等主要通过细胞免疫来清除。

2. 抗肿瘤　效应 Tc 细胞可直接杀伤带有相应抗原的肿瘤细胞，Th 细胞分泌的细胞因子可直接或间接杀伤肿瘤细胞，同时增强巨噬细胞和 NK 细胞的杀肿瘤效应，所以细胞免疫在抗肿瘤中起着极为重要的作用。

3. 免疫病理损伤　细胞免疫应答在器官移植排斥反应中起主要作用，降低细胞免疫应答功能可以减轻器官移植排斥反应。此外Ⅳ型超敏反应也是由病理性细胞免疫应答引起的。

体液免疫与细胞免疫比较见表 3-4。

表 3-4　体液免疫与细胞免疫比较

比较项目	体液免疫	细胞免疫
介导细胞	B 细胞	T 细胞
作用对象	细胞外游离抗原	细胞内抗原
效应产物	抗体	效应 Th1、Tc、细胞因子
作用范围	全身	局部
生物学效应	抗感染、抗肿瘤、介导Ⅰ型、Ⅱ型、Ⅲ型超敏反应及某些自身免疫病	抗细胞内寄生虫感染、抗肿瘤、介导Ⅳ型超敏反应及某些自身免疫病

四、免疫耐受

免疫耐受是指机体免疫系统接受某种抗原刺激后产生的特异性无应答状态。免疫耐受和免疫抑制是两个完全不同的概念,免疫耐受是特异性的,只针对某种特定的抗原,而免疫抑制是非特异性的,对各种抗原的刺激均无应答性。

免疫耐受的形成主要是由抗原和机体两方面的因素决定的。

(一)抗原方面

小分子非聚合物抗原容易形成免疫耐受。抗原经静脉注射最易引起免疫耐受,腹腔注射次之,皮下、肌内注射最不易引起免疫耐受。

(二)机体方面

免疫耐受与机体免疫系统发育成熟程度有关,免疫系统越成熟,越不容易产生免疫耐受。胚胎期由于免疫系统发育不够成熟,所以最易产生免疫耐受,成年期则很难产生免疫耐受。长期使用免疫抑制剂容易使机体产生免疫耐受。

合理进行免疫耐受的人工诱导对自身免疫病、超敏反应和器官移植排斥反应的防治具有重要意义。

五、免疫调节

免疫调节是维持机体免疫功能处于正常状态的关键,机体主要通过以下几个方面来调节免疫应答:

(一)抗原、抗体的调节

抗原是启动免疫应答的首要条件,抗原的性质、剂量、途径等对免疫应答的类型、强度、持续时间等具有重要的影响。抗体是免疫应答的产物,抗体通过协同清除抗原、抑制B细胞活性等方式来抑制免疫应答,即抗体的负反馈作用。

(二)免疫细胞的调节

免疫应答的调节,主要是由各种免疫细胞间的相互作用来完成的,如抗原提呈细胞通过提呈抗原启动免疫应答。Th2淋巴细胞分泌多种细胞因子,激活各种免疫细胞,促进免疫应答,某些免疫调节细胞可分泌多种细胞因子,抑制免疫应答。

(三)神经-内分泌系统的调节

人体作为一个统一的有机体,免疫系统受到神经-内分泌系统的影响。神经-内分泌系统通过分泌释放各种激素影响免疫应答,如果人的神经-内分泌系统功能失调,会导致免疫功能下降或异常,发生感染、肿瘤、免疫性疾病。

(周　雪)

第五节 抗感染免疫

抗感染免疫是机体抵抗病原生物感染的一系列防御功能。在机体抗感染免疫中,固有免疫和适应性免疫相辅相成、密不可分,共同完成免疫防御功能。

一、固 有 免 疫

固有免疫是个体在长期的种系发育和进化过程中逐渐形成的抵抗病原体侵袭、清除体内异物的防御能力,又称先天性免疫或天然免疫。其特点是生来就有,可以遗传;人人都有,无个体差异;对病原生物广泛抵抗,无特异性。从个体发育来看,当抗原物质入侵机体以后,首先发挥作用的是固有免疫,而后产生适应性免疫。因此,固有免疫是一切免疫防护能力的基础。机体的固有免疫由屏障结构、吞噬细胞、体液中的抗微生物物质三部分组成。

(一)屏障结构

1. **皮肤黏膜屏障** 完整健康的皮肤黏膜能够抵抗病原生物侵入,呼吸道黏膜的纤毛也能排除病原体,汗液中的乳酸、胃液中的胃酸、酸性的阴道分泌液均具有杀菌作用。皮肤黏膜表面的正常菌群对病原微生物也具有拮抗作用,能阻止或限制外来微生物的定居和繁殖。

2. **血脑屏障** 主要由软脑膜、脑毛细血管壁和壁外胶质膜组成。能阻止病原生物及其代谢产物从血液进入大脑或脑脊液,从而保护中枢神经系统。小儿血脑屏障发育不完善,因此,较成人更易发生颅内感染。

3. **血胎屏障** 由母体子宫内膜的基蜕膜和胎儿绒毛膜滋养层细胞共同组成,能防止病原生物及代谢物从母体进入胎儿体内,保护胎儿免受感染。在妊娠的前 3 个月血胎屏障发育尚不完善,孕妇如感染某种病原生物,可经胎盘进入胎儿体内,导致胎儿畸形、流产、死胎等。

(二)吞噬细胞

病原生物突破皮肤黏膜屏障进入组织后,机体的吞噬细胞可发挥吞噬作用,杀伤进入体内的病原体。

1. **吞噬细胞的种类** 包括血液中的单核细胞、中性粒细胞和组织中的巨噬细胞。

2. **吞噬过程**

(1)吞噬细胞与病原体接触:可以是偶然相遇,也可以是趋化作用吸引。

(2)吞入病原体:可通过两种方式吞入,对于较大的病原体颗粒如细菌,吞噬细胞能伸出伪足将其捕捉后摄入细胞内,形成吞噬体,此称吞噬;对于小的病原体颗粒如病毒,吞噬细胞与其接触后细胞膜内陷,将其吞入,此称吞饮。

（3）杀死、破坏病原体：细胞内吞噬体与溶酶体融合，形成吞噬溶酶体，溶酶体内杀菌素、溶菌酶等将病原体杀死，然后消化降解。最后吞噬溶酶体与细胞膜融合排出残渣。

3. 吞噬的结果　吞噬的结果并非总是对机体有利，有时也可造成一定的损害。

（1）完全吞噬：吞噬病原体后，病原体被完全消化、破坏。

（2）不完全吞噬：某些病原体（如结核分枝杆菌）虽被吞噬或吞饮，却不被杀灭。这些病原体可在吞噬细胞内繁殖，引起吞噬细胞死亡；也可借用吞噬细胞作为保护体，避免了药物及血清中抗菌物质对它们的伤害；病原体还可随吞噬细胞游走，导致全身扩散或引起更广泛感染。

（3）损伤组织：在吞噬过程中，吞噬细胞向胞外释放过剩溶酶体酶可损伤组织。

（4）提呈抗原：吞噬细胞吞入病原微生物后，对病原微生物进行消化降解，将抗原肽与 MHC 分子结合并表达于吞噬细胞膜上，激发免疫应答。

（三）体液中的抗微生物物质

体液中的一些分子也具有非特异性抗感染作用，这些分子主要有补体、干扰素、溶菌酶等，其中最重要的是补体。

1. 补体（complement，C）　补体是存在于人和动物血清中的一组具有酶活性的球蛋白，是人和某些动物在长期的种系进化过程中形成的固有免疫成分，也在适应性免疫中发挥效应。

（1）补体的组成：补体的成分较复杂，包括 30 多种可溶性蛋白和膜结合蛋白，因此又称为补体系统，主要成分有 C1～C9、D、B、P 因子等。补体占血浆球蛋白总量的 10%～15%，各成分中 C3 含量最高，大部分补体由肝细胞和巨噬细胞合成。

（2）补体系统的性质：补体性质不稳定，易受理化因素作用失去活性，56℃ 30 分钟即可失去活性，称为补体的灭活；室温下补体活性可很快减弱甚至消失，因此检测补体时需用新鲜血清并尽快送检。正常情况下补体无免疫活性，须被激活才有免疫作用。

（3）补体系统的激活：补体系统的激活是补体各成分在激活物质的作用下，按一定顺序、通过连锁反应来完成的。补体系统激活的途径主要有经典途径和旁路途径。两种途径的激活物质、激活顺序、参与成分、发生免疫作用的特点都有不同（表 3-5），但无论通过哪条途径激活，最后均能形成同样的效应物——攻膜复合物（MAC），使靶细胞膜穿孔、细胞破裂、死亡。

表 3-5　经典途径与旁路途径的比较

项目	经典途径	旁路途径
激活物质	抗原抗体复合物	细菌脂多糖、酵母多糖等
参与成分	C1～C9	C3，C5～C9，B、D、P 因子
激活顺序	C1、C4、C2、C3、C5～C9	C3、C5～C9

项目	经典途径	旁路途径
激活时间	晚,需抗体产生后才能被激活	早,细菌进入机体后立即被激活
免疫作用	参与特异性体液免疫的效应阶段	参与固有免疫,在感染早期起作用

补体的激活受体内多种因素调节,以防止补体成分过度消耗或活化范围过大而造成组织损伤。

(4)补体系统的生物学作用:补体系统的生物学作用多是由补体系统激活时产生的各种活性物质(主要是裂解产物)发挥的。

1)溶细胞作用:补体经激活后能产生攻膜复合物 MAC(C56789),该复合物能嵌入细胞膜内,在细胞膜表面形成许多圆形孔道,最终导致靶细胞溶解。补体溶解的细胞包括肿瘤细胞、自身抗原细胞、吸附外来抗原的细胞(如吸附药物的血细胞)、病毒感染的细胞等。

2)调理作用:吞噬细胞表面具有 C3b、C4b 受体,当 C3b、C4b 与细菌、病毒等颗粒性物质结合后,可促进吞噬细胞的吞噬作用。

3)炎症递质作用:C2a 具有激肽样作用,能使血管通透性增强,引起炎性充血;C3a、C5a、C567 具有趋化作用,可吸引中性粒细胞聚集至炎症部位,增强对病原微生物的吞噬;C3a、C4a、C5a 具有过敏毒素作用,可使肥大细胞等释放活性物质,导致平滑肌收缩,毛细血管扩张、通透性增加,局部水肿等炎症反应。

补体可作为效应分子及效应放大机制,参与感染早期的固有免疫及后期的特异性体液免疫。但是,在某些情况下,补体的过度激活也可引起自身组织损伤。

2. 溶菌酶　由巨噬细胞产生的一种碱性蛋白质,广泛分布于血清及泪液、唾液、鼻涕等多种分泌液中,其作用是溶解破坏革兰氏阳性菌的细胞壁肽聚糖,使细菌裂解,从而杀伤细菌。

中性粒细胞、巨噬细胞中也有溶菌酶,对吞噬杀菌有重要意义。在抗体与补体的参与下,溶菌酶也可溶解某些革兰氏阴性菌。

3. 干扰素(IFN)　由病毒感染的细胞或效应 T 细胞等产生的一种糖蛋白,作用于邻近细胞后能诱导细胞产生抗病毒蛋白,抑制病毒的复制,从而能保护易感细胞,限制病毒的扩散。另外,干扰素还可激活 NK 细胞、Tc 细胞和单核－巨噬细胞。

二、适应性免疫

适应性免疫又称特异性免疫,是个体在生活过程中,受某种病原微生物等抗原物质刺激引起的免疫应答,或被直接输入特异性抗体等免疫物质所形成的免疫力。其特点是后天获得,不能遗传,有明显的针对性、记忆性和个体差异,故又称为获得性免疫。机体的适应性免疫包括体液免疫和细胞免疫。

（一）体液免疫抗感染的特点

1. 是通过抗体来清除病原微生物，参与的抗体类型是 IgG、IgM、sIgA，在抗感染中起主要作用的是 IgG。

2. 既可发挥直接抗感染作用（中和细菌外毒素，中和病毒），也可发挥间接抗感染作用（抗体与病原体结合后，联合补体、吞噬细胞等将病原体清除）。

3. 主要对细胞外生长的病原体起作用，对胞内微生物和真菌、寄生虫等较大的病原体较难发挥抗感染作用。

（二）细胞免疫抗感染的特点

1. 通过效应细胞发挥作用。$CD8^+$ Tc 能直接杀伤靶细胞；$CD4^+$ Th1 能释放淋巴因子，通过激活巨噬细胞、NK 细胞杀伤受感染的靶细胞。

2. 产生免疫效应缓慢，需 48～72 小时发挥作用。

3. 主要针对细胞内病原微生物的感染发挥作用，如病毒、真菌、结核分枝杆菌、沙门菌、军团菌等。

> **章末小结**
>
> 　　本章的学习重点是抗原、抗体、免疫球蛋白的概念、种类及功能，免疫系统的组成及功能、免疫应答的基本过程，抗体产生的规律，机体的抗感染免疫的构成及功能。学习难点是免疫球蛋白的基本结构及功能，T 细胞和 B 细胞主要表面分子，抗体产生的规律及医学实践意义，细胞免疫的作用。在学习过程中应注意比较五类免疫球蛋白的特性；比较体液免疫和细胞免疫的介导细胞、作用对象、效应产物、生物学效应等；比较固有免疫和适应性免疫，并明确在机体抵抗病原生物感染时二者相互配合，共同发挥抗感染作用。能运用免疫学基础理论正确理解免疫现象，解释相关临床问题。

（刘忠立）

思考与练习

1. 简述免疫球蛋白的基本结构和生物学功能。
2. 比较五类免疫球蛋白的主要特性。
3. 简述免疫器官的种类和功能。
4. 简述免疫应答的基本过程。
5. 简述抗体产生的一般规律。

第四章 临床免疫

04章 数字内容

学习目标

1. 具有求真务实、积极探索的科学精神,养成爱岗敬业、甘于奉献的职业品格。
2. 掌握超敏反应的概念、分型;各型超敏反应的发生机制和常见疾病;人工主动免疫和人工被动免疫的特点和常见生物制品。
3. 熟悉各型超敏反应的特点;抗原或抗体反应的类型和免疫细胞功能测定方法。
4. 了解抗原或抗体检测的原理;免疫治疗的常见方式。
5. 学会运用临床免疫相关知识开展健康宣教。

第一节 超 敏 反 应

超敏反应(hypersensitivity)是指机体再次接受形同抗原刺激时所发生的一种以生理功能紊乱或组织损伤为主的病理性免疫应答,又称变态反应。

引起超敏反应的抗原称为变应原,它可以是异种抗原、同种异型抗原、自身抗原、异嗜性抗原等。接触变应原的人群中,只有少部分发生超敏反应,这部分人多有家族史,临床上称过敏体质。变应原可通过呼吸道、消化道、注射和皮肤接触等途径进入机体引起超敏反应。根据超敏反应的发生机制、临床特点,可将超敏反应分为四型:Ⅰ型、Ⅱ型、Ⅲ型、Ⅳ型超敏反应。

一、Ⅰ型超敏反应

Ⅰ型超敏反应,因为发生迅速,故又称为速发型超敏反应。

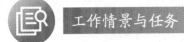

导入情景：

患儿，2 岁，因咳嗽、发热 5 天入院，经相关检查诊断为支气管肺炎，医嘱给予青霉素治疗。用药前向家长询问患儿病史，既往体健，无药物、食物过敏史。给予皮内注射青霉素皮试液，20 分钟后观察结果，局部出现明显红晕、皮疹测量直径为 1.5cm，青霉素皮试阳性，遂停用青霉素，改用其他抗生素治疗。

工作任务：

1. 正确进行青霉素皮试试验，准确测量和报告结果。

2. 对患者和家长进行合理的健康教育。

（一）发生机制

Ⅰ型超敏反应的发生分为两个阶段。

1. 致敏阶段　变应原初次进入机体后，刺激 B 细胞产生特异性 IgE 抗体，IgE 抗体的 Fc 端与肥大细胞或嗜碱性粒细胞表面的 Fc 受体结合，使机体处于致敏状态，该状态下机体不出现临床症状。致敏状态可维持数月甚至数年，如不再接触相同变应原，致敏状态可逐渐消失。

引起Ⅰ型超敏反应的变应原主要有：①某些药物或化学物质，如青霉素、磺胺、普鲁卡因、有机碘化合物等；②吸入性变应原，如花粉颗粒、尘螨排泄物、真菌菌丝和孢子、动物皮毛等；③食物变应原，如奶、蛋、鱼虾、蟹贝类等食物蛋白。

2. 发敏阶段　当相同的变应原再次进入致敏机体，与结合在肥大细胞或嗜碱性粒细胞表面的 IgE 的 Fab 段特异性结合。变应原同时与 2 个或 2 个以上相邻 IgE 结合形成"桥联"，可以使致敏细胞活化。活化的致敏细胞脱颗粒释放组胺、激肽原酶、前列腺素、白三烯、血小板活化因子等生物活性介质，导致平滑肌收缩、腺体分泌增加、毛细血管扩张、通透性增加，从而出现临床症状。Ⅰ型超敏反应的发生机制见图 4-1。

（二）特点

1. 发生快，消退快。

2. IgE 介导肥大细胞、嗜碱性粒细胞释放活性介质引起局部或全身过敏反应。

3. 通常只导致机体生理功能紊乱，极少引起组织损伤，主要病理改变是平滑肌收缩、腺体分泌增加、毛细血管扩张。

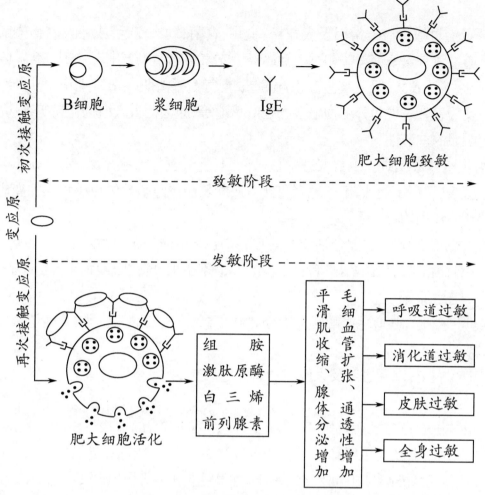

图 4-1 Ⅰ型超敏反应的发生机制

4. 有明显个体差异和遗传倾向。

（三）常见疾病

1. 全身过敏性反应　是最严重的一种过敏反应,临床上常见的有药物过敏性休克和血清过敏性休克,通常在再次接触变应原后数秒到数分钟之内发生。患者可出现胸闷、气急、呼吸困难、面色苍白、肢冷脉细、血压下降等表现,重者可在短时间内死亡。

（1）药物过敏性休克:临床上青霉素、链霉素、头孢菌素、普鲁卡因、有机碘等可引起药物过敏性休克,其中以青霉素引起的最为常见。青霉素本身并无免疫原性,但其降解物青霉噻唑醛酸和青霉烯酸为半抗原,进入体内与组织中的蛋白质结合后成为完全抗原而具有免疫原性,可刺激机体产生特异性的 IgE 抗体,使机体致敏。当再次使用青霉素时,即可发生过敏性休克。临床发现少数人在初次注射青霉素时也发生过敏性休克,这可能与其曾经使用过被青霉素污染的注射器等医疗器械,或吸入空气中青霉菌孢子而使机体处于致敏状态有关。

（2）血清过敏性休克:临床上用动物免疫血清如破伤风抗毒素、白喉抗毒素进行紧急治疗或预防时,有些患者可因曾经注射过相同的血清,机体已被致敏,从而发生过敏性休克。

2. 呼吸道过敏反应　常因吸入花粉、尘螨、真菌、动物皮毛,或呼吸道感染所致。常见的呼吸道过敏有支气管哮喘和过敏性鼻炎。支气管哮喘患者出现胸闷、哮喘、呼吸困难等症状,原因多为食入、吸入变应原引起,造成支气管平滑肌痉挛、呼吸道变应性炎症;过敏性鼻炎多为患者表现为分泌物增多、流涕、喷嚏等,原因为吸入植物花粉等变应原引起,该病有较明显的季节性。

3. 消化道过敏反应　少数人进食鱼、虾、蛋、乳等食物或服用某些药物后,可出现恶心、呕吐、腹痛、腹泻等症状,部分患者可伴有皮肤反应或过敏性休克。食入的变应原多为可抵抗消化酶作用的蛋白质。

4. 皮肤过敏反应　主要包括皮肤荨麻疹、湿疹和神经血管性水肿,一般可在15~20分钟或数小时后消失,可由药物、食物、花粉、肠道寄生虫、理化因素刺激等引起。

(四)防治原则

1. 查明变应原,并避免接触　查明变应原,避免再次接触,是预防Ⅰ型超敏反应最有效的方法。

(1)询问病史:询问患者及家庭成员有无过敏史,如已查明患者对某种物质过敏,则应避免再次接触。

(2)皮肤试验:皮肤试验是临床检测变应原常见的方法,以皮内试验应用最为广泛。具体方法是:取可疑变应原稀释后,取 0.1ml 在受试者前臂掌侧做皮内注射,15~20 分钟后观察结果,若注射局部皮肤出现红晕、风团,且直径> 1cm,为皮试阳性,表示受试者接触该物质可发生超敏反应。临床常用的皮内试验有青霉素皮试、抗毒素血清皮试等,此外还有斑贴实验、划破实验等。

2. 脱敏治疗　是将特异性变应原制成不同浓度的提取液,给患者反复注射,剂量由小到大,浓度由稀到浓,以提高患者对该种变应原的耐受能力。经脱敏治疗的患者,再次接触大剂量该变应原时可不出现过敏或症状减轻。对不同变应原进行脱敏,其方法有所不同。

(1)异种免疫血清脱敏治疗:适合于抗毒素皮试阳性但又必须注射者。方法是小剂量、短间隔(20~30 分钟)、多次皮下注射抗毒素。经此处理后再大剂量注射抗毒素时可不发生过敏反应。其作用机制是小剂量抗毒素进入体内,只与一部分致敏细胞上的 IgE 结合,仅释放少量的生物活性介质,不足以引起明显的临床反应。这样,在短时间内,通过少量、多次注射抗毒素,使致敏细胞上的大部分 IgE,甚至全部 IgE 被结合消耗掉,机体暂时处于脱敏状态。这时,再大剂量注射抗毒素不会发生超敏反应。但这种脱敏是暂时的,经一段时间后机体又可重新致敏。

(2)特异性变应原脱敏治疗:适合于已查明对某种物质过敏,但又难以避免接触该物质的个体,如花粉、尘螨等。方法是小剂量、间隔时间逐渐延长(每周 2 次至每 2 周一次)、多次皮下注射特定变应原进行脱敏。其作用机制是改变变应原进入机体的途径,诱导机体产生大量特异性 IgG 类抗体,该类抗体与再次进入机体的变应原结合,可阻止变应原与致敏细胞上的 IgE 结合,从而阻断 Ⅰ 型超敏反应的发生。此法常用于外源性哮喘和荨麻疹等治疗。

3. **药物治疗** 超敏反应的治疗,应根据超敏反应的发生机制,针对其发生的主要环节选择不同的药物,阻断、干扰或抑制超敏反应的过程,从而达到治疗的目的。

(1)抑制生物活性介质的合成和阻断其释放:阿司匹林、色甘酸钠、肾上腺糖皮质激素均可阻止生物活性介质的释放,如阿司匹林可抑制介质前列腺素的释放。

(2)拮抗生物活性介质:如苯海拉明、氯苯那敏、异丙嗪等可拮抗组胺的作用。

(3)改变效应器官的反应性:如肾上腺素不仅可解除支气管痉挛,还可使外周毛细血管收缩升高血压,在抢救过敏性休克时具有重要作用。葡萄糖酸钙、氯化钙、维生素 C 可解除痉挛、降低毛细血管壁通透性、减轻皮肤黏膜的炎症反应。

 护理学而思

陈某,50 岁,5 年前开始鼻炎发作,已经发过四五次,每到春季,症状更为明显,鼻塞、流清鼻涕、打喷嚏不断,其间有过几次就诊治疗经历。

请思考:

1. 陈某可能患了什么病?

2. 为什么该病春夏季节易复发?

3. 该病如何进行防治?

二、Ⅱ型超敏反应

Ⅱ型超敏反应是发生于细胞膜上的抗原抗体反应,其结果是导致细胞破坏,故又称为细胞毒型或细胞溶解型超敏反应。

(一)发生机制

1. **变应原** 引起 Ⅱ 型超敏反应的变应原主要有以下四类。

(1)与某些外源性抗原(如微生物)有相同抗原成分的正常组织细胞。

(2)同种异型抗原:如 ABO 血型抗原、Rh 血型抗原、HLA 抗原等。

(3)被感染或理化因素改变的自身抗原。

(4)吸附了外来抗原、半抗原的组织细胞。

2. **抗体、补体和效应细胞的作用** 参与 Ⅱ 型超敏反应的抗体主要是 IgG 和 IgM。这些抗体与靶细胞表面的抗原结合,通过以下三条途径破坏靶细胞:

(1)激活补体,溶解靶细胞。

(2)激活单核 – 巨噬细胞,产生调理作用,杀伤靶细胞。

（3）激活 NK 细胞,产生 ADCC 作用,杀伤靶细胞。

Ⅱ型超敏反应的发生机制见图 4-2。

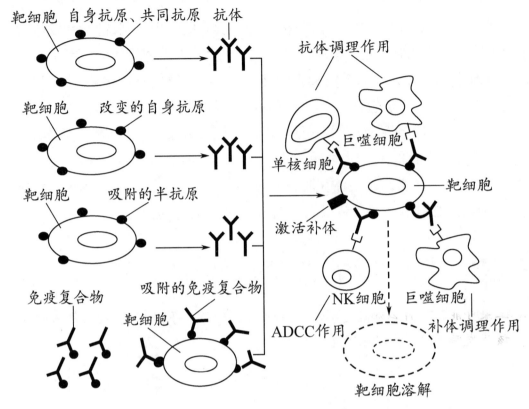

图 4-2　Ⅱ型超敏反应的发生机制

（二）特点

1. 超敏反应发生在靶细胞膜上,导致靶细胞溶解,靶细胞主要是血细胞(例如红细胞)。

2. 有补体参与,参加的抗体主要是 IgG、IgM。

3. 通过激活补体、调理作用和 ADCC 作用使靶细胞溶解。

（三）常见疾病

1. 输血反应　多发生于 ABO 血型不符的错误输血。如将 A 型供血者的血误输给 B 型受血者,由于 A 型供血者红细胞表面有 A 抗原,B 型受血者血清中有天然抗 A 抗体(IgM),两者结合后可使红细胞溶解破坏引起溶血反应。所以,在临床上要求必须同型输血。

2. 新生儿溶血病　常因母子间 Rh 血型不同引起。母亲为 Rh⁻,胎儿为 Rh⁺,分娩时若胎儿 Rh⁺ 红细胞进入母体,可刺激母体产生 IgG 类型的抗 Rh⁺ 抗体。若第二胎又为 Rh⁺,母体内的抗 Rh⁺ 抗体可通过胎盘进入胎儿,并与胎儿 Rh⁺ 红细胞结合,导致胎儿红细胞溶解。母子间 ABO 血型不符也可以引起新生儿溶血病,但症状较轻。

3. 自身免疫性溶血性贫血　在服用甲基多巴类药物、被某些病毒(如 EB 病毒)感染后,红细胞膜表面的成分可发生改变,成为自身抗原,刺激机体产生自身抗体,该种抗体与具有自身抗原的红细胞结合后,可引起红细胞溶解。

4. 药物过敏性血细胞减少症　一些药物如磺胺、安替比林、奎尼丁等为半抗原,可以吸附于红细胞、白细胞、血小板膜上而成为完全抗原,刺激机体产生抗体,抗体与血细胞膜上的抗原结合后,引起血细胞破坏。

甲状腺功能亢进也是一种特殊的Ⅱ型超敏反应。

 护理学而思

王某,女,36岁,半个月来出现进行性面色苍白、乏力,不能胜任工作,稍动则心慌、气短,尿色如浓茶。约1个月前有过一次感冒。查体见贫血外貌,巩膜轻度黄染,脾于肋下1cm可触及。红细胞计数减少,血红蛋白减少,网织红细胞增高,血总胆红素增高,未结合胆红素增多,尿胆原强阳性,抗红细胞自身抗体阳性。

请思考:

1. 王某可能患了什么病?

2. 该病发病的机制是什么?

三、Ⅲ型超敏反应

Ⅲ型超敏反应是抗原进入机体,刺激机体产生相应抗体(IgG、IgM、IgA),抗体与进入的相应抗原结合形成免疫复合物(immune complex,IC),在某些条件下,免疫复合物未能及时清除,沉积于毛细血管壁等组织,通过激活补体,吸引中性粒细胞等细胞,引起血管及其周围组织炎症反应和损伤,故又称为免疫复合物型或血管炎型超敏反应。

(一)发生机制

1. 中等大小可溶性免疫复合物的形成与沉积　抗原与抗体结合形成的复合物称为免疫复合物,其性质和大小与抗原抗体分子的相对比例密切相关:当颗粒性抗原或当抗原抗体比例合适时,形成大分子不溶性免疫复合物,易被吞噬细胞清除;当抗原量远超过抗体量或抗体量远超过抗原量时,形成小分子可溶性免疫复合物,易被肾小球滤过而排出体外;当抗原量稍多于抗体量时,形成中等大小可溶性免疫复合物,这种免疫复合物既不易被吞噬细胞吞噬,也不能经肾小球滤过,较长时间存在于血液循环中,随血流沉积于血压较高、血流缓慢的毛细血管,如肾小球、关节滑膜、皮下等处的毛细血管,引起Ⅲ型超敏反应。

2. 免疫复合物沉积引起的组织损伤　免疫复合物激活补体,产生 C3a、C5a、C3b 等,通过以下机制引起血管及其周围炎症反应和组织损伤。

(1)补体的作用:沉积的 IC 通过经典途径激活补体系统,产生裂解片段 C3a、C5a 等。

C3a、C5a 具有过敏毒素作用,能刺激肥大细胞和嗜碱性粒细胞释放组胺等生物活性介质,使局部毛细血管壁通透性增加,导致渗出性炎症反应,出现水肿。此外,C3a、C5a 还能促进 IC 沉积,并使中性粒细胞在 IC 沉积部位聚集,加重组织损伤。

(2)中性粒细胞的作用:聚集的中性粒细胞在吞噬 IC 过程中,释放多种溶酶体酶,导致沉积部位出现血管炎症和周围组织损伤。

(3)血小板的作用:IC、C3b 可使血小板集聚、活化,激活凝血系统形成微血栓,引起局部组织缺血、出血、坏死。此外,血小板活化后还可释放血管活性胺类物质,加重组织水肿。

Ⅲ型超敏反应的发生机制见图 4-3。

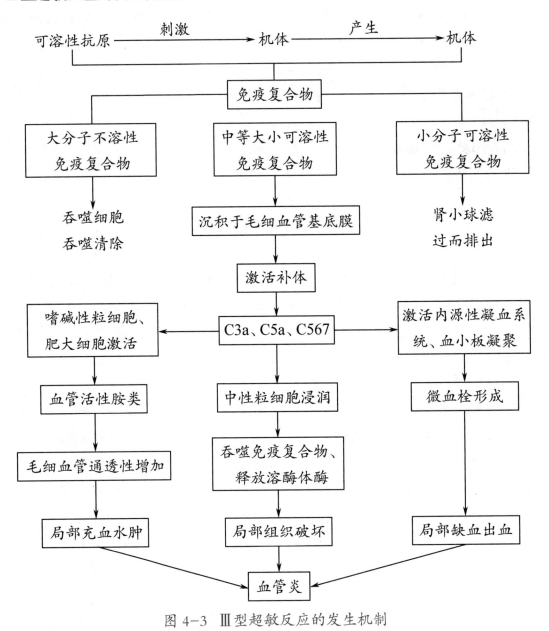

图 4-3 Ⅲ型超敏反应的发生机制

（二）特点

1. 变应原多为可溶性抗原。

2. 由中等大小可溶性免疫复合物沉积于小血管的基底膜引起。

3. 参与的抗体是 IgG、IgM、IgA，且有补体参加。

4. 主要病理变化是以中性粒细胞浸润为主的小血管及其周围组织炎症。

（三）常见疾病

1. 局部免疫复合物病

（1）阿蒂斯（Arthus）反应：是 1903 年 Arthus 和 Breton 两人在给家兔反复皮下注射正常马血清 5～6 周后，发现注射局部皮肤出现红肿出血和坏死，称为阿蒂斯反应。这是抗原在局部与刺激机体产生的相应抗体结合，形成免疫复合物沉积，引起局部血管炎所致。

（2）类阿蒂斯反应：反复使用胰岛素、生长激素及狂犬病疫苗时，于注射后数小时内，注射部位可出现红肿、出血和坏死等类似阿蒂斯反应现象，称类阿蒂斯反应，这种反应可在几天后逐渐消退恢复。

2. 全身免疫复合物病

（1）肾小球肾炎：常发生于 A 群链球菌感染（多数为急性扁桃体感染）后 2～3 周，链球菌感染后机体产生相应抗体，链球菌抗原与相应抗体结合，形成的免疫复合物沉积于肾小球毛细血管基底膜，导致血管基底膜炎症反应，患者可出现蛋白尿、血尿和水肿等临床表现。其他病原体如葡萄球菌、肺炎双球菌、乙型肝炎或疟原虫感染后也可引发此种肾小球肾炎。

（2）血清病：通常在初次大量注射抗毒素（马血清）1～2 周后发生，主要临床症状是发热、全身荨麻疹、淋巴结肿大、关节肿痛、一过性蛋白尿等。其原因是患者体内抗 - 抗毒素的抗体已经产生而抗毒素尚未完全排除，二者结合形成中等大小的可溶性免疫复合物所致。

（3）类风湿关节炎：病因尚未查明，由于某种因素使自身 IgG 发生变性成为自身抗原，刺激机体产生抗变性 IgG 的自身抗体，这种自身抗体以 IgM 为主，称为类风湿因子（RF）。自身抗体与变性 IgG 形成免疫复合物，反复沉积于小关节滑膜，引起关节损伤。

（4）系统性红斑狼疮（SLE）：是一种自身免疫性疾病，好发于女性。患者体内出现多种自身抗体，如抗核抗体、抗线粒体抗体等，自身抗体与自身相应成分结合形成 IC 沉积于肾小球、关节、皮肤等全身多处血管基膜而导致组织损伤，表现为全身多器官病理损伤。

 护理学而思

张某，女，45 岁，双手手指疼痛 2 个月。2 个月前无诱因出现双手中指近指关节、掌指关节对称性肿痛，晨僵 2 小时，伴乏力，低热，体重减轻。查体见双手中指近指关节、掌指关节肿胀（+），压痛（+）。X 线片显示双手中指近指关节软组织肿胀，关节间隙狭窄，骨质疏松。

请思考:

1. 张某可能患了什么病?
2. 为进一步确诊,还应做哪些检查?

四、Ⅳ型超敏反应

Ⅳ型超敏反应属于 T 细胞介导的免疫应答,没有抗体和补体参与,导致的组织损伤是以单个核细胞浸润为主的炎症反应。由于该型超敏反应的发生速度比Ⅰ、Ⅱ、Ⅲ型缓慢,一般在再次接触抗原后 24～72 小时出现炎症反应,故又称为迟发型超敏反应。

(一) 发生机制

Ⅳ型超敏反应与细胞免疫应答机制基本一致。前者主要引起机体组织损伤,后者以清除病原体或异物为主,两者可以同时存在。一般来说,免疫应答越强烈,炎症损伤越严重。

1. 致敏阶段　引起Ⅳ型超敏反应的变应原主要是病毒、真菌、移植细胞抗原、胞内寄生和某些化学物质(油漆、化妆品、药物)等。当变应原进入机体后,经 APC 加工处理后,提呈给 CD4$^+$ T 细胞和 CD8$^+$ T 细胞,使之分化成为效应 CD4$^+$ Th1 细胞和效应 CD8$^+$ Tc细胞,即致敏 T 细胞。

2. 效应阶段　当机体再次接触相同变应原时,致敏 T 细胞中的 CD8$^+$ Tc 能释放穿孔素和颗粒酶直接使靶细胞裂解或凋亡,引起组织损伤;CD4$^+$ Th1 能释放多种细胞因子如IL-2、IFN-γ 等,使病变部位出现以淋巴细胞、单核细胞浸润为主的炎症反应,活化的单核－巨噬细胞释放溶酶体酶导致局部组织损伤。

Ⅳ型超敏反应的发生机制见图 4-4。

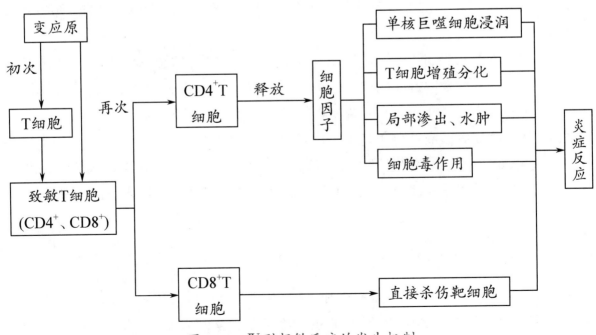

图 4-4　Ⅳ型超敏反应的发生机制

（二）特点

1. 发生缓慢（24～72 小时），消退慢。

2. 由 T 细胞介导，无抗体和补体参与。

3. 病理特征是以单核细胞、淋巴细胞浸润为主的炎症反应。

4. 大多无个体差异。

（三）常见疾病

1. 传染性超敏反应　当胞内寄生菌（如结核分枝杆菌）、病毒或某些真菌感染时，病原体可刺激机体产生Ⅳ型超敏反应，这种超敏反应是在传染过程中发生的，因此又称为传染性超敏反应。如结核分枝杆菌、麻风分枝杆菌、布鲁氏菌、大部分真菌和病毒均可引起传染性超敏反应。

2. 接触性皮炎　某些个体在皮肤接触某些小分子物质后 24 小时左右，出现皮炎，48～72 小时达到高峰，局部皮肤出现红肿、硬结、水疱，严重者出现剥脱性皮炎。其发病机制为小分子物质与皮肤角质蛋白结合形成完全抗原，刺激 T 细胞致敏，再次接触后在皮肤局部引起Ⅳ型超敏反应。引起接触性皮炎的常见物质有油漆、农药、染料、药物、化妆品等。

3. 移植排斥反应　在进行同种异体组织器官移植时，如果供体与受体之间的组织相容性抗原不一致，供体组织器官进入到受体后，可刺激受体产生致敏淋巴细胞，引起Ⅳ型超敏反应，数周后移植物被排斥、坏死、脱落。

 护理学而思

患者，女，30 岁。因面部红肿、皮疹伴有水疱 2 天来医院就诊。询问接触物，20 天前在美容店贴敷面膜美容，每周 3 次，每次 20 分钟。检查：面部病变范围与面膜大小一致。实验室检查证实患者对面膜内一种化学物质对羟基苯甲酯（尼泊金酯）过敏。诊断：接触性皮炎。

请思考：

1. 接触性皮炎属于哪一型超敏反应？发生机制如何？

2. 如何避免类似情况再次发生？

上述四型超敏反应各具特征（表 4-1）。临床实际中超敏反应常为混合型，以某一类型为主，或在疾病发展的不同阶段由不同类型超敏反应所主宰。另外，同一种抗原在不同条件下也可引起不同类型的超敏反应，如青霉素可引起Ⅰ型过敏性休克；结合于血细胞表面则引起Ⅱ型超敏反应；如与血清蛋白结合可能出现Ⅲ型超敏反应；而青霉素油膏局部应用时可引起Ⅳ型超敏反应。

表 4-1 I ~ Ⅳ型超敏反应的比较

型别	免疫类型	参与分子与细胞	反应速度	常见疾病
I 型（速发型）	体液免疫	IgE、肥大细胞、嗜碱性粒细胞	数秒至30min	过敏性休克、呼吸道过敏反应、消化道过敏反应、皮肤过敏反应
Ⅱ型（细胞毒型）	体液免疫	IgG、IgM、补体单核-巨噬细胞、NK细胞	数小时	输血反应、新生儿溶血病、过敏性血细胞减少症
Ⅲ型（免疫复合物型）	体液免疫	IgG IgM 补体 中性粒细胞	数小时至数天	血清病、急性肾小球肾炎、类风湿关节炎
Ⅳ型（迟发型）	细胞免疫	CD8$^+$Tc CD4$^+$Th1	1~3d	感染性迟发型超敏反应、接触性皮炎、移植排斥反应

第二节　免疫学检测

 工作情景与任务

导入情景：

患者，男性，50岁，因厌油腻、右下腹不适半年来医院检查，医师建议做"乙肝五项"检查。该项检查结果如下：HBsAg（+）、抗-HBs（-）、HBeAg（+）、抗-HBe（-）、抗-HBc（+）。

工作任务：

1. 请思考为什么"乙肝五项"检查结果可以作为乙型肝炎的辅助检查？

2. 对患者进行合理的健康教育。

免疫学检测用免疫学、细胞生物学和分子生物学技术，对抗原抗体、免疫细胞及细胞因子等进行定性或定量检测。探讨免疫相关疾病的发病机制及诊断、辅助诊断疾病，并进行病情监测和疗效评价。

一、抗原或抗体检测

（一）抗原或抗体检测的原理

抗原或抗体检测的原理是在一定条件下（合适的温度、pH、离子浓度等），抗原与相应抗体在体外可发生特异性结合，在一定条件下呈现肉眼可见反应现象或可以用仪器定量分析。抗原抗体反应的特点为特异性、可逆性、比例性、阶段性。利用抗原或抗体检测的原理可进行抗原或抗体的定性检测或定量检测。

定性检测是指可用已知的抗原（或抗体）检测未知的抗体（或抗原），如用已知乙肝病毒的抗体与患者血清反应来判断患者体内是否存在乙肝病毒，可以用来诊断乙型肝炎；定量检测是指根据特异性抗原抗体反应程度的不同，对某些物质进行定量检测，如用肥达反应检测患者体内的伤寒杆菌抗体含量。

（二）抗原或抗体检测的类型

1. 凝集反应　颗粒性抗原与相应抗体结合出现的肉眼可见的凝集现象。常见的凝集反应有直接凝集反应、间接凝集反应、协同凝集反应。

（1）直接凝集反应：颗粒性抗原与相应抗体直接结合出现的凝集反应（图4-5），主要有玻片凝集反应和试管凝集反应。①玻片凝集反应是一种定性实验。将含有已知抗体的诊断血清与待检菌液（或红细胞）在玻片上混合，数分钟后如出现凝集现象则为阳性。此法简单、快速，常用于细菌的鉴定和分型、人类ABO血型测定等。②试管凝集反应为半定量实验，用于测定待检血清中某种抗体的相对含量。此法常用于协助临床诊断或流行病学调查，如辅助诊断伤寒、副伤寒的肥达反应。

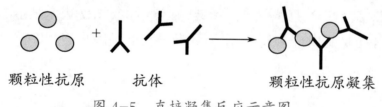

颗粒性抗原　　　　抗体　　　　　　　颗粒性抗原凝集

图4-5　直接凝集反应示意图

（2）间接凝集反应：某些可溶性抗原与相应抗体反应后并不能出现肉眼可见的现象，如将可溶性抗原吸附于某种与免疫无关的颗粒表面（载体颗粒），使可溶性抗原转变为颗粒性抗原（致敏颗粒），然后再与相应抗体反应可出现凝集现象，因此将该试验称为间接凝集反应（图4-6）。该法可用于类风湿因子检测（诊断类风湿关节炎）、抗O试验（诊断风湿热）等辅助诊断。

2. 沉淀反应　可溶性抗原（如组织浸出液、细胞裂解液）与相应抗体在一定条件下形成的肉眼可见的沉淀现象。沉淀反应大多用半固体琼脂凝胶作为介质进行，当可溶性抗原与抗体在凝胶中扩散并相遇时，在比例合适处可形成肉眼可见的白色沉淀，如单向免疫

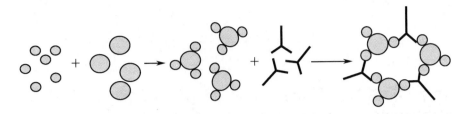

可溶性抗原　载体颗粒　　致敏颗粒　　抗体　　　致敏颗粒凝集

图 4-6　间接凝集反应示意图

扩散。单向免疫扩散将定量已知抗体混合于琼脂凝胶中,在琼脂板中打孔并将待测可溶性抗原加入孔中,抗原扩散后便可在孔周的一定位置与抗体结合形成沉淀环。沉淀环大小与抗原浓度呈正相关(图 4-7)。该法可用于测定各类免疫球蛋白、补体的含量。

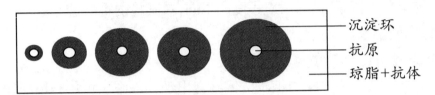

图 4-7　单向琼脂扩散实验示意图

3. 免疫标记技术　是用荧光素、酶、放射性核素、胶体金、电子致密物质等标记抗原或抗体后,通过检测标志物进行的抗原抗体反应。临床应用最广泛的是酶免疫技术中的酶联免疫吸附试验(ELISA),如酶联免疫吸附试验双抗夹心法,还有免疫荧光技术、放射免疫测定、金标免疫技术。

双抗夹心法用于检查抗原(或抗体),它是用已知抗体(或抗原)包被在酶联检测板上,加入待检标本,标本中若含有相应抗原(或抗体)即与酶联检测板上包被的抗体(或抗原)结合,洗涤去除未结合成分,加入该抗原特异的酶标记抗体,洗去未结合的酶标记抗体,加底物后显色(图 4-8)。临床上广泛应用于乙型肝炎、艾滋病等疾病诊断。

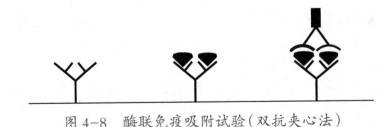

图 4-8　酶联免疫吸附试验(双抗夹心法)

二、免疫细胞功能测定

免疫细胞功能测定包括 T 细胞、B 细胞、吞噬细胞等功能测定,其中以 T 细胞功能测定最为重要。

T细胞数量检测可以用E玫瑰花结试验(E玫瑰花环试验):T细胞表面有绵羊红细胞受体(E受体,即CD2分子),它能在体外一定条件下与绵羊红细胞结合,使绵羊红细胞结合在T细胞周围,形成玫瑰花环状的细胞团,称为E玫瑰花结(E玫瑰花环)。

T细胞功能测定常用淋巴细胞转化试验(T细胞增殖试验),其原理是T细胞表面有丝分裂原(PHA等)受体,PHA等能非特异性地刺激T细胞增殖,使T细胞体积增大转化为淋巴母细胞,淋巴母细胞再分裂增殖形成子代T细胞。通过计算T细胞转化成淋巴母细胞的转化率,间接反映T细胞功能,正常人的转化率为70%左右。如果淋巴细胞转化率低,提示细胞免疫功能低下。

第三节　免疫学防治

一、免 疫 预 防

免疫预防是以人工免疫方法给机体应用免疫制剂或免疫调节剂等,使机体获得某种特异性免疫力的方法,它包括人工主动免疫和人工被动免疫两种。

(一)人工主动免疫

给机体输入疫苗、类毒素等抗原物质,经过一定时间,使机体自动产生特异性免疫力的方法。

1. 人工主动免疫所用的制剂

(1)死疫苗:是将培养增殖的标准株微生物经灭活后制备而成的疫苗,例如伤寒、斑疹伤寒、乙脑、流脑等疫苗。死疫苗在机体内不能增殖,产生的免疫力低,故需要反复应用2~3次。但死疫苗有安全、易保存和运输的优点。

(2)活疫苗:是用减毒或无毒的活微生物制备而成,例如卡介苗等。活疫苗在机体内能增殖,产生的免疫力较死疫苗高,故只需一次。但活疫苗的安全性不如死疫苗,需低温保存,且保存时间不长,例如麻疹疫苗、卡介苗等。

(3)类毒素:将细菌外毒素用0.3%~0.4%的甲醛溶液处理,使其毒性消失而仍保留其免疫原性而制成,例如破伤风类毒素等。

2. 人工主动免疫的特点　人工主动免疫输入的物质是抗原,它进入机体后需经过一定的时间才能使机体产生抗体或致敏淋巴细胞,产生免疫效果较慢,因此主要用于传染病的预防。但输入的抗原能较长时间刺激机体产生免疫力,故人工主动免疫效果维持较长久,一般可维持数月至数年。

(二)人工被动免疫

人工被动免疫是给机体输入抗体或细胞因子等制剂,使机体立即获得某种特异性免疫力的方法。

1. 人工被动免疫所用的制剂

（1）抗毒素：抗毒素是用外毒素或类毒素免疫健康的马匹，待马匹体内产生了高效价抗外毒素或类毒素抗体后，采血分离血清，提取免疫球蛋白制成。抗毒素具有中和外毒素毒性的作用，可用于治疗或紧急预防外毒素所致的疾病。抗毒素本质就是抗体，但由于其来源于动物，动物血清可使某些人发生超敏反应，因此注射抗毒素前必须皮试。

（2）人免疫球蛋白：人免疫球蛋白是从大量混合血浆或胎盘血中分离制成的免疫球蛋白浓缩剂。该制剂中含有的抗体种类和含量因不同地区和人群的免疫状况而不同，主要用于免疫功能较低的个体。

2. 人工被动免疫的特点　人工被动免疫输入的是具有免疫作用的抗体等物质，它进入机体后立即产生免疫效果，因此主要用于传染病的治疗和紧急预防。由于输入的抗体在体内存留时间短，故人工被动免疫效果维持较短，一般可维持2~3周（表4-2）。常见的有抗毒素（如破伤风抗毒素）、非特异性免疫球蛋白（如正常人血浆丙种球蛋白）、人特异性免疫球蛋白（乙肝免疫球蛋白）。

表4-2　人工主动免疫和人工被动免疫的比较

项目	人工主动免疫	人工被动免疫
输入物质	抗原	主要是抗体
产生免疫力时间	慢（2~3周）	快（输入即生效）
免疫力维持时间	数月至数年	2~3周
主要用途	预防	治疗或紧急预防

二、免 疫 治 疗

免疫治疗是指针对机体低下或亢进的免疫状态，利用免疫学原理，人为地增强或抑制机体的免疫功能以达到治疗疾病目的的治疗方法。免疫治疗分为免疫调节、免疫重建、免疫替代。

（一）免疫调节

免疫调节是通过使用免疫调节物质，人为地干预机体的免疫功能，使机体免疫功能达到或接近正常水平，包括免疫增强疗法和免疫抑制疗法。免疫增强疗法多用于免疫功能低下的患者，常用制剂有细胞因子制剂如IL-2、微生物制剂如卡介苗、化学合成制剂如左旋咪唑、中草药如人参等。免疫抑制疗法多用于免疫功能亢进的患者，常用制剂中抗生素如环孢素、激素如肾上腺糖皮质激素、烷化剂如环磷酰胺、抗代谢药如硫唑嘌呤、单克隆抗体如抗MHC单抗等。

（二）免疫重建

免疫重建是将免疫功能正常个体的造血干细胞或淋巴细胞移植给免疫缺陷的个体，使后者的免疫功能恢复，包括骨髓移植和免疫效应细胞输注，常用于治疗免疫缺陷病、再生障碍性贫血和白血病。骨髓移植是指取患者自身或健康人的骨髓输注给患者，让骨髓中的干细胞进入患者体内定居、分化、增殖，帮助患者恢复造血能力和产生免疫力。常用的骨髓移植主要有自体骨髓移植、异体骨髓移植和干细胞移植。免疫效应细胞输注有两种方式：一种方式是取出自体淋巴细胞，经体外增殖、激活后回输到体内，常用于肿瘤的治疗；另一种方式是将正常供者的致敏淋巴细胞输给受者，使其在受者体内增殖并产生免疫力。

（三）免疫替代

免疫替代是因机体缺乏某种免疫活性物质，通过向机体输入该物质，从而维持机体的免疫功能。如对先天性性联无丙种球蛋白血症患者，持续输入正常人免疫球蛋白，可在较长时间内维持其生命。

 护理学而思

某女，27岁，孕40周收住院，各项检查正常。经顺产生下一男婴，男婴体重4.12kg。发育正常，四肢活动良好，皮肤红润，巩膜无黄染；心率120次/min，呼吸42次/min，血压9.4/6.8kPa（71/51mmHg）。男婴出生后至周岁，先后接种卡介苗、乙型肝炎疫苗、脊髓灰质炎疫苗、百白破疫苗和麻疹疫苗。

请思考：

1. 人工免疫的目的是什么？

2. 人工免疫有几种类型？常见制剂有哪些？

章末小结

　　本章的学习重点是四种超敏反应的特点、临床表现及预防、免疫学检测、免疫学防治内容；学习难点为超敏反应的发生机制，ELISA检测方法、主动免疫与被动免疫的区别。在学习过程中，应掌握超敏反应的概念；掌握各型超敏反应的特点及临床常见疾病；熟悉各型超敏反应的发生机制及防治原则；了解超敏反应性疾病的临床治疗新进展；区别主动免疫和被动免疫，理解免疫学检测，常用的免疫学检测及疾病防治的健康指导，提高运用免疫学知识解决问题的能力。

（宋军华）

思考与练习

1. 青霉素过敏性休克属于哪一型超敏反应？简述其发生机制和防治措施。
2. 临床上 ABO 血型不符的输血会发生什么后果？其机制属于哪一型超敏反应？
3. 简述Ⅲ型超敏反应的发生机制和常见疾病。
4. 简述Ⅳ型超敏反应的发生机制和常见疾病。
5. 比较人工主动免疫和人工被动免疫的区别。

第五章 | 常见病原体

05章 数字内容

学习目标

1. 具有良好的职业素养,认识生命,尊重生命,关爱患者。
2. 掌握葡萄球菌属、链球菌属、埃希菌属、沙门菌属、霍乱弧菌、破伤风梭菌、结核分枝杆菌的主要生物学特性和致病性。
3. 熟悉志贺菌属、产气荚膜梭菌的生物学特性和致病性。
4. 了解其他常见病原体实验室检查和防治原则。
5. 学会常见病原体防治方法,增强预防传染病的意识,养成健康的生活习惯。

能引起人或动植物疾病的细菌称为病原体。临床常见的病原体按生物学特性和致病特点分为化脓性球菌、肠道杆菌、弧菌、厌氧性细菌和分枝杆菌等。

第一节 化脓性球菌

病原性球菌因主要引起化脓性炎症,故称化脓性球菌。临床常见的化脓性球菌有葡萄球菌、链球菌、肺炎链球菌、脑膜炎奈瑟菌和淋病奈瑟菌等。

一、葡萄球菌属

葡萄球菌属的细菌广泛分布于自然界、人和动物的皮肤及与外界相通的腔道中,多不致病。致病性葡萄球菌主要引起化脓性炎症,是临床最常见的化脓性细菌。正常人群鼻咽部葡萄球菌带菌率可达 20%~50%,医务人员带菌率高达 70%,是引起医院内感染的重要细菌。

（一）主要生物学特性

1. 形态与染色　菌体为球形,常呈葡萄串状排列(图 5-1),革兰氏染色阳性。

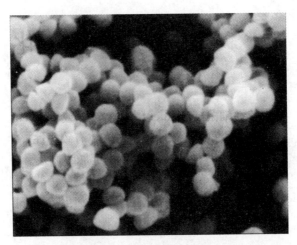

图 5-1　葡萄球菌

2. 培养特性　营养要求不高,兼性厌氧或需氧,最适生长温度为 37℃,最适 pH 为 7.4。在普通琼脂平板上形成圆形、凸起、表面光滑的菌落,不同菌株可产生不同的脂溶性色素,有助于细菌鉴别。在血平板上,多数致病菌株可形成透明溶血环。

3. 分类　根据色素和生化反应的不同分为:①金黄色葡萄球菌,主要产生金黄色色素和血浆凝固酶,为致病菌;②表皮葡萄球菌,产生白色色素,偶可致病,为条件致病菌;③腐生葡萄球菌,可产生白色色素或柠檬色色素,一般不致病。

4. 抵抗力　强于其他无芽孢菌。在干燥的脓、痰中可存活 2~3 个月,加热 80℃ 30 分钟才能被杀死;耐盐性强;对甲紫敏感;对青霉素和庆大霉素高度敏感。本菌易产生耐药性,目前金黄色葡萄球菌对青霉素的耐药菌株高达 90% 以上。

（二）致病性

1. 致病物质　金黄色葡萄球菌能产生多种外毒素和酶。

（1）血浆凝固酶:是一种能使含有抗凝剂的人或兔血浆发生凝固的酶。致病菌株多能产生,因此是鉴定葡萄球菌有无致病性的重要指标。血浆凝固酶可使血浆中的纤维蛋白原转变为纤维蛋白,沉积在菌体表面,阻碍吞噬细胞对细菌的吞噬及杀菌物质的杀伤作用,同时病灶处细菌不易向外扩散,故葡萄球菌所致化脓性感染病灶局限、脓汁黏稠。

（2）葡萄球菌溶血素:为外毒素,能溶解人及多种哺乳动物的多种细胞膜,如红细胞、白细胞、血小板、肝细胞等。

（3）杀白细胞素:能破坏中性粒细胞和巨噬细胞。

（4）肠毒素:是一组对热稳定的可溶性蛋白质,100℃ 30 分钟不被破坏。误食可致食物中毒。

2. 所致疾病　有侵袭性和毒素性两种类型。

（1）侵袭性疾病:葡萄球菌可通过多种途径侵入机体,引起化脓性炎症。

1）局部感染:主要包括由金黄色葡萄球菌引起的皮肤软组织感染和内脏器官感染,如疖、痈、脓肿、创伤感染、支气管炎、肺炎、脓胸、中耳炎等。

2）全身感染：如败血症和脓毒血症，多由金黄色葡萄球菌引起，新生儿可由表皮葡萄球菌引起。

（2）毒素性疾病：由金黄色葡萄球菌产生的外毒素引起。

1）食物中毒：食入含肠毒素食物后1~6小时出现胃肠炎症状，呕吐最为突出。多数患者1~2天内可恢复。

2）假膜性肠炎：因不规范使用广谱抗生素，肠道中优势菌被抑制或杀灭，寄居在肠道中的耐药葡萄球菌大量繁殖并产生肠毒素，引起以腹泻为主的菌群失调性肠炎。假膜性肠炎的病理特点是肠黏膜被炎性假膜覆盖。

（三）标本的采集与检查

1. 标本采集　化脓性病灶可采集脓汁、渗出液；疑为败血症可采集血液；食物中毒可采集剩余食物、呕吐物等。

2. 标本检查　脓汁、渗出液等标本直接涂片染色镜检，根据细菌形态、排列和染色性做出初步诊断；必要时将标本进行分离培养，根据培养特性及生化反应等进行鉴定。

（四）防治原则

注意个人卫生，保持皮肤清洁，创伤应及时消毒处理；严格无菌操作，防止医源性感染；加强食品卫生管理；合理使用抗生素，根据药敏试验选择药物治疗。

二、链　球　菌　属

链球菌属的细菌广泛分布于自然界和人体的鼻咽部、胃肠道等处，大多为正常菌群，不致病。链球菌属中对人类致病的主要是乙型溶血性链球菌，主要引起化脓性感染、猩红热、风湿热、肾小球肾炎等。

（一）主要生物学特性

1. 形态与染色　菌体呈球形或卵圆形，链状排列，因菌种和生长环境不同，链的长短不一（图5-2），革兰氏染色呈阳性。

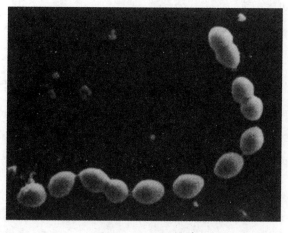

图 5-2　链球菌

2. 培养特性　营养要求较高,在含血液、血清等的培养基上才能生长。在液体培养基中呈絮状沉淀生长;在血琼脂平板上形成灰白色细小菌落,不同菌株溶血能力不同,菌落周围出现的溶血环亦不相同。

3. 抗原构造　链球菌的抗原构造较复杂,主要有:①核蛋白抗原(又称 P 抗原),无特异性,各种链球菌均有;②多糖抗原(又称 C 抗原),是细胞壁的多糖成分,有群特异性;③蛋白质抗原(又称表面抗原),位于 C 抗原外,有型特异性,与致病性有关的是 M 蛋白抗原。

4. 分类

(1)根据在血琼脂平板上的溶血现象分为:①甲型溶血性链球菌,在菌落周围形成狭窄的草绿色溶血环,亦称草绿色链球菌,为条件致病菌。②乙型溶血性链球菌,在菌落周围形成宽大的透明溶血环,亦称溶血性链球菌,致病力强。③丙型链球菌,菌落周围无溶血环,一般无致病性。

(2)根据 C 抗原的不同,可将链球菌分为 A、B、C、D、E 等 20 个群,对人致病的 90%属于 A 群。

5. 抵抗力　较弱,60℃ 30 分钟可被杀死,对常用消毒剂敏感。对青霉素、红霉素及磺胺药物敏感。

(二)致病性

1. 致病物质　乙型溶血性链球菌侵袭性强,并能产生多种外毒素和酶。

(1)细菌细胞壁成分

1)脂磷壁酸:与宿主细胞膜具有高度亲和力,是该菌黏附定居于人体的主要侵袭因素。

2)M 蛋白:有抗吞噬细胞的吞噬作用,与心肌、肾小球基底膜有共同抗原,可引发某些超敏反应性疾病。

(2)外毒素类

1)致热外毒素:又称红疹毒素,是引起猩红热的主要毒性物质,化学成分为蛋白质,较耐热,主要引起发热、皮疹等。

2)链球菌溶血素:有溶解红细胞、破坏白细胞和损伤心肌细胞的作用,包括链球菌溶血素 O(SLO)和链球菌溶血素 S(SLS)两种。其中 SLO 对氧敏感,免疫原性强,可刺激机体产生抗体。在链球菌感染 2～3 周后,85%～95% 患者血清中可出现 SLO 的抗体(抗 O 抗体)。风湿热活动期患者 SLO 抗体显著增高,故临床上测定 SLO 抗体含量,可辅助诊断风湿热及其活动性或作为链球菌近期感染指标之一。SLS 对氧稳定,无免疫原性,溶血能力较强,与血平板上的溶血环形成有关。

(3)侵袭性酶类

1)透明质酸酶:又称扩散因子,能分解细胞间质的透明质酸,使组织疏松,有利于细菌扩散。

2）链激酶：又称溶纤维蛋白酶，能使血液中的纤维蛋白酶原转变为纤维蛋白酶，溶解血块或阻止血浆凝固，有助于细菌扩散。

3）链道酶：又称 DNA 酶，能分解脓汁中具有高度黏稠性的 DNA，使脓汁稀薄，有利于细菌扩散。

故链球菌引起的化脓性感染病灶与周围界限不清，易于扩散，脓汁稀薄。

2. 所致疾病

（1）乙型溶血性链球菌

1）化脓性感染：有淋巴管炎、淋巴结炎、蜂窝织炎、丹毒、脓疱疮及扁桃体炎、咽峡炎、产褥热、中耳炎及败血症等。

2）中毒性疾病：猩红热，为儿童急性呼吸道传染病。主要症状有发热、咽炎、全身弥漫性鲜红色皮疹。

3）超敏反应性疾病：风湿热和急性肾小球肾炎。

 知识拓展

猩红热

猩红热是由产红疹毒素的 A 群链球菌引起的急性呼吸道传染病，潜伏期 2～4 天，患者突发畏寒、发热，伴头痛、咽痛、杨梅舌、食欲减退、淋巴结肿大。多数患者起病后 1～2 天，皮肤出现皮疹，典型皮疹为针尖大小，密集而均匀的猩红色小丘疹，手压可消退，去压后复现，疹齐热退。患者面颊潮红无皮疹，而口周皮肤苍白，称口周苍白圈。7 天左右开始脱屑，躯干和手足可大片脱皮，呈手套、袜套状。一般病程 3 周左右，病后可建立牢固的同型抗毒素免疫。

（2）甲型溶血性链球菌：该菌是寄居在人口腔、上呼吸道、消化道、女性生殖道的正常菌群。当拔牙或扁桃体摘除时，可侵入血流，若心瓣膜有病损，可引起亚急性细菌性心内膜炎。

（三）标本的采集与检查

1. 标本采集　根据疾病不同可采集脓汁、渗出液、咽拭子、血液等标本。

2. 标本检查　通过涂片染色及分离培养进行病原学鉴定。疑似风湿热或肾小球肾炎的患者，可检测患者血清中抗 O 抗体含量。风湿热或肾小球肾炎患者血清中抗 O 抗体多高于正常人，效价≥400 有临床意义。

（四）防治原则

链球菌感染主要通过飞沫传播，应及时治疗患者及带菌者，以控制或减少传染源。此外，还应注意对空气、医疗器械和敷料的消毒和灭菌。对急性咽峡炎和扁桃体炎患者，须彻底治疗,以防止急性肾小球肾炎、风湿热及亚急性细菌性心内膜炎的发生。治疗首选青霉素。

三、其他常见化脓性球菌

除葡萄球菌和链球菌外,化脓性球菌还有肺炎链球菌、脑膜炎奈瑟菌和淋病奈瑟菌(表5-1)。

表5-1 其他常见化脓性球菌

菌名	主要生物学特性	致病物质	传播途径	所致疾病	防治原则
肺炎链球菌	G⁺,成双排列,菌体呈矛头状,宽端相对,有荚膜	荚膜	呼吸道	大叶性肺炎	提高免疫力,用疫苗预防。治疗可选青霉素、红霉素等
脑膜炎奈瑟菌	G⁻,菌体肾形或豆形、成双排列,凹面相对,有荚膜和菌毛。对冷、热及干燥极敏感,可产生自溶酶,故标本应保温、保湿立即送检	内毒素、荚膜、菌毛	经飞沫传播	流行性脑脊髓膜炎(简称流脑)	隔离治疗患者,注射疫苗进行特异性预防,治疗可选择青霉素和红霉素
淋病奈瑟菌	G⁻,菌体肾形或豆形,成双排列,凹面相对,有荚膜和菌毛。对冷、热及干燥极敏感	菌毛、荚膜、内毒素	接触和间接接触被污染物,新生儿可经产道感染	淋病(泌尿生殖道的化脓性感染)和新生儿淋菌性结膜炎	加强卫生宣教。治疗首选青霉素,新生儿可用1%硝酸银滴眼

第二节 肠道杆菌

肠道杆菌是一大群寄居在人和动物肠道中,生物学性状相似的革兰氏阴性杆菌,随人和动物粪便排出而广泛分布于土壤、水和腐物中,多为肠道的正常菌群。当机体免疫力降低或细菌入侵肠外部位时,可成为条件致病菌而引起感染。少数为致病菌,如伤寒沙门菌、志贺菌、致病性大肠埃希菌等。

肠道杆菌的共同特性:

1. 形态与结构　为中等大小的革兰氏阴性无芽孢杆菌,多数有鞭毛和菌毛,少数有荚膜。

2. 培养特性　需氧或兼性厌氧,在普通琼脂培养基上生长良好。在含乳糖的 SS 琼脂培养基上,肠道致病菌不分解乳糖,菌落无色;非致病菌能分解乳糖产酸,形成有色菌落。

3. 生化反应　非常活泼,能分解多种糖和蛋白质,产生不同的代谢产物,常以此鉴别肠道杆菌。

4. 抗原构造　复杂,均有菌体(O)抗原,多数有鞭毛(H)抗原,有些还有表面抗原(如大肠埃希菌的 K 抗原、伤寒沙门菌的 Vi 抗原)。

5. 抵抗力　不强,加热 60℃ 30 分钟可被杀死,对一般化学消毒剂敏感。

一、埃希菌属

埃希菌属的代表菌种是大肠埃希菌,俗称大肠杆菌,是人类肠道中的正常菌群,在正常情况下,对机体有营养作用(提供维生素 B 和 K),某些菌株产生的大肠菌素能抑制痢疾杆菌等致病菌的生长。但在机体免疫力下降或细菌侵入肠道外组织器官时,即成为条件致病菌,引起肠道外感染。致病性大肠杆菌可引起肠道感染。

(一)致病性

1. 致病物质

(1)黏附素:能使细菌紧密黏附在肠道和泌尿道黏膜上皮细胞上。

(2)肠毒素:有耐热和不耐热两种,均可致腹泻。

(3)K 抗原:具有抗吞噬作用。

2. 所致疾病

(1)肠道外感染:以泌尿系统感染为主,如尿道炎、膀胱炎、肾盂肾炎,也可引起腹膜炎、胆囊炎、老年人败血症及新生儿脑膜炎等。因细菌常来源于患者肠道,故属于内源性感染。

(2)肠道感染:某些型别的大肠埃希菌可导致肠道感染,该病多因食入污染的食品和饮水引起,属外源性感染。肠道感染主要有以下五种类型:①肠产毒性大肠埃希菌(ETEC),是婴幼儿腹泻和旅游者腹泻的重要病原菌,临床症状可从轻度腹泻至严重的霍乱样腹泻。②肠侵袭性大肠埃希菌(EIEC),主要侵犯较大儿童和成人,临床表现类似细菌性痢疾。③肠出血性大肠埃希菌(EHEC),可引起人类出血性肠炎的病原体,儿童易感,引起地方性或流行性腹泻。④肠致病性大肠埃希菌(EPEC),婴幼儿腹泻的重要病原体,造成严重腹泻。⑤肠集聚性大肠埃希菌(EAEC),一种致腹泻大肠埃希菌,引起婴儿持续性腹泻和脱水,偶有血便。

（二）卫生学意义

大肠埃希菌不断随粪便排出，可污染周围环境、水源、食品等。样品中检出此菌愈多，表示被粪便污染愈严重，间接提示有肠道致病菌污染的可能。因此，该菌在卫生学上常作为检测饮用水、食品被粪便污染的指标之一。我国现行生活饮用水卫生标准规定，生活饮用水不得检出大肠埃希菌。

（三）防治原则

增强机体免疫力，防止内源性感染；加强饮食卫生和水源管理。治疗可选择庆大霉素、诺氟沙星、新生霉素等。

二、沙门菌属

沙门菌属是一大群寄居于人和动物肠道，生物学性状相似的革兰氏阴性杆菌。其型别繁多，但仅少数对人类致病，如伤寒沙门菌、甲型副伤寒沙门菌、肖氏沙门菌、希氏沙门菌；对动物致病的沙门菌有些偶可致人食物中毒或败血症，如鼠伤寒沙门菌、肠炎沙门菌、猪霍乱沙门菌等。

（一）致病性与免疫性

1. 致病物质

（1）侵袭力：沙门菌可通过菌毛黏附于肠黏膜上皮细胞，通过 Vi 抗原抵抗吞噬细胞的吞噬，使其具有一定的侵袭力。

（2）内毒素：沙门菌具有较强内毒素，是其主要致病物质，可引起机体发热、白细胞降低，毒素量大可导致中毒和休克。

（3）肠毒素：某些沙门菌可产生肠毒素，引起食物中毒。

2. 所致疾病

（1）肠热病：包括由伤寒沙门菌引起的伤寒和由甲型副伤寒沙门菌、肖氏沙门菌、希氏沙门菌引起的副伤寒。传染源为患者及带菌者。潜伏期 7～12 天。病菌随污染的食物进入消化道后，侵入小肠壁及肠系膜淋巴组织繁殖后入血，引起第一次菌血症，患者可出现发热、全身酸痛等症状。病菌随血流进入骨髓、肝、脾、肾、胆囊等器官并在其中繁殖后，再次入血，引起第二次菌血症，此时为病程第 2～3 周，患者出现持续高热、相对缓脉、皮肤玫瑰疹、肝脾大、粒细胞减少等全身中毒症状。患者胆囊内细菌可随胆汁进入肠道，一部分随粪便排出，另一部分再次侵入肠壁淋巴组织，使已致敏的组织发生超敏反应，导致局部坏死、溃疡，若吃粗糙食物易发生肠出血或肠穿孔等并发症。肾中细菌可随尿排出。若无并发症，第 3 周后病情开始好转，病程约 4 周。

（2）食物中毒：由于食入被大量鼠伤寒沙门菌、猪霍乱沙门菌、肠炎沙门菌等污染的食物而引起，潜伏期 6～24 小时。起病急，主要症状为发热、腹痛、呕吐、水样便，可因脱水休克或肾衰竭而死亡。轻者 2～3 天自愈。常为集体性食物中毒。

（3）败血症：多见于儿童及免疫力低下的成人，病菌以猪霍乱沙门菌、希氏沙门菌、鼠伤寒沙门菌、肠炎沙门菌常见。

（4）无症状带菌者：指在症状消失后 1 年或更长时间内仍可在其粪便中检出相应沙门菌。有 1%～5% 的肠热病患者可转为无症状的带菌者。病原体常滞留在胆囊或尿道中，并不断经粪便和尿液排出而成为危险的传染源。

3. 免疫性　肠热病病后可获牢固免疫力，以细胞免疫为主，亦可产生体液免疫。在病后第 2 周，血中出现特异性抗体，3～4 周达高峰，故检测抗体可用于肠热病的辅助诊断。

（二）标本的采集与检查

1. 标本采集　肠热病患者第 1 周取静脉血；第 2 周起取粪便和尿液；全程可取骨髓。食物中毒取吐泻物和可疑食物；败血症取血液。

2. 标本检查　经增菌或选择培养后，选取无色半透明可疑菌落作生化反应和血清学鉴定。

3. 肥达反应　用已知伤寒沙门菌的 O、H 抗原和甲型副伤寒沙门菌、肖氏沙门菌、希氏沙门菌的 H 抗原与患者血清做定量凝集试验，测定患者血清中相应抗体的含量，以辅助诊断伤寒或副伤寒。

（三）防治原则

及时发现、隔离、治疗患者及带菌者，控制传播来源。加强食品、饮水卫生及粪便管理，切断传播途径。对易感人群注射疫苗以提高免疫力。目前使用的有效治疗药物是环丙沙星。

三、志 贺 菌 属

志贺菌属根据抗原及生化反应不同分为四群：A 群，痢疾志贺菌；B 群，福氏志贺菌；C 群，鲍氏志贺菌；D 群，宋氏志贺菌。志贺菌是细菌性痢疾的病原体。我国流行的细菌性痢疾主要由福氏志贺菌引起，其次为宋氏志贺菌。

（一）致病性与免疫性

1. 致病物质

（1）菌毛：能黏附于结肠黏膜上皮细胞上，利于细菌穿入细胞内繁殖。

（2）内毒素：使肠壁通透性增高，促进对毒素吸收；破坏肠黏膜形成炎症、溃疡；作用于肠壁自主神经，使肠功能紊乱。

（3）外毒素：称志贺毒素，由 A 群志贺菌产生。外毒素具有神经毒性、细胞毒性和肠毒性，引起水样腹泻、昏迷等症状。

2. 所致疾病　细菌性痢疾（简称菌痢），是最常见的肠道传染病。潜伏期 1～3 天。人类对痢疾杆菌较易感，常见的感染剂量为 10^3 个细菌。细菌性痢疾有两种类型：

（1）急性细菌性痢疾：经 1～3 天的潜伏期后，突然发病。常有发热、腹痛、里急后重、排黏液脓血便。若治疗及时,预后良好。急性中毒性痢疾,小儿多见,常无明显消化道症状,主要表现为全身中毒症状,如高热、DIC、多器官功能衰竭、脑水肿等,病死率高。

（2）慢性细菌性痢疾:急性菌痢治疗不彻底,病程超过 2 个月者。

3. 免疫性　主要是肠黏膜表面的 sIgA 起保护作用,但免疫力不持久。

（二）标本的采集与检查

1. 标本采集　取患者服药前的新鲜粪便的脓血黏液部分,立即送检。中毒性菌痢可取肛拭子。

2. 标本检查　将标本接种到肠道选择培养基上,通过生化反应和血清学试验作出鉴定。

（三）防治原则

对患者及带菌者要早诊断、早隔离、早治疗。加强食品、饮水、粪便的卫生管理,防蝇、灭蝇。特异性预防采用多价减毒活疫苗。治疗可用诺氟沙星、小檗碱等。但易产生多重耐药菌株,给防治工作带来很大困难。

四、变形杆菌属

变形杆菌属细菌广泛分布于自然界及人和动物的肠道中,为条件致病菌,常引起尿路感染、创伤感染、食物中毒及小儿腹泻等。

变形杆菌属细菌为革兰氏阴性杆菌,有多形性,有鞭毛。在固体培养基上呈扩散生长,形成波纹状菌苔,称为迁徙生长现象。

本属菌中某些菌株,如 X_{19}、X_2、X_k 的菌体抗原与某些立克次体有共同抗原成分,临床上常用变形杆菌代替立克次体作为抗原与可疑斑疹伤寒或恙虫病患者血清作凝集试验,以辅助诊断立克次体病,此试验称外斐试验。

第三节　弧　菌　属

弧菌属细菌是一类短小、弯曲呈弧形的革兰氏阴性菌。广泛分布于自然界,尤以水中多见。大部分为非致病菌,对人致病的主要有霍乱弧菌和副溶血性弧菌,分别引起霍乱和食物中毒。

一、霍　乱　弧　菌

霍乱弧菌是人类霍乱的病原体。霍乱是一种古老且流行广泛的烈性传染病,曾在世界上引起多次大流行,是我国《传染病防治法》规定的两种甲类传染病之一,属于国际检疫传染病。霍乱弧菌分为古典生物型和埃托(El-Tor)生物型两个生物型。

（一）主要生物学特性

菌体呈弧形或逗点状，有菌毛和单鞭毛，运动活泼，呈"穿梭"样或流星状。革兰氏染色呈阴性。该菌耐碱，在 pH 8.4~9.2 碱性培养基中生长良好，对热、干燥、日光、酸及常用消毒剂敏感。在水中可存活 1~3 周；正常胃酸中仅存活 4 分钟；煮沸 2 分钟即可杀死；以 1:4 漂白粉处理患者排泄物或呕吐物 1 小时可达消毒目的。

（二）致病性与免疫性

1. 致病物质

（1）菌毛与鞭毛：霍乱弧菌通过鞭毛运动穿过黏膜表面的黏液层，通过菌毛黏附于小肠黏膜上皮细胞。

（2）霍乱肠毒素：是目前已知致泻毒素中最强烈的，化学成分为蛋白质，主要引起严重的呕吐和腹泻。

2. 所致疾病　霍乱，是一种烈性消化道传染病。人是霍乱弧菌唯一易感者，传染源是患者和带菌者，通过污染的水源或食物如海产品经口感染。在吞食细菌后 2~3 天突然剧烈腹泻及呕吐，粪便呈米泔水样。由于水、电解质大量丢失，患者严重脱水，微循环障碍，代谢性酸中毒，重者可因肾衰竭、休克而死亡。未经治疗病死率高达 60%。霍乱弧菌古典生物型所致疾病较埃托生物型严重。

3. 免疫性　病后可获得牢固免疫力，主要是肠道局部黏膜的 sIgA 起保护作用。

（三）标本的采集与送检

霍乱是烈性传染病，传播快、波及广，对首例患者的病原学诊断应快速、准确。取米泔水样粪便或呕吐物，注意粪、尿不能混合。标本应尽早送检，若不能及时送检，应将标本置保存液中，严密包装，专人送检。

（四）防治原则

及时发现、隔离、治疗患者，严格处理患者吐泻物；加强国境检疫，做好疫情报告；加强饮水、食品、粪便的卫生管理。养成良好饮食卫生习惯，不生食贝壳类海产品等。接种霍乱疫苗可提高人群免疫力。患者以补液，纠正水、电解质紊乱为主，同时用抗生素治疗。

二、副溶血性弧菌

副溶血性弧菌是一种嗜盐性弧菌，菌体呈多形态，有单鞭毛，革兰氏染色呈阴性。在 3.5% 的氯化钠培养基中生长良好，无盐则不生长。对热和酸敏感，加热 90℃ 1 分钟、1% 醋酸或食醋经 5 分钟可杀死。在海水中可生存 47 天。

本菌存在于近海岸的海水及海产品中。人可因食入被本菌污染的海产品或盐腌制品感染而致食物中毒，是我国大陆沿海地区食物中毒中最常见的一种病原体。该病一般恢复较快，病后免疫力不强，可重复感染。

在预防上应注意饮食卫生，对海产品、盐渍食品应加热后食用，治疗可选用庆大霉素、诺氟沙星及磺胺类药物。

第四节　厌氧性细菌

厌氧性细菌是一类必须在无氧环境中才能生长的细菌,包括厌氧芽孢梭菌和无芽孢厌氧菌。

厌氧芽孢梭菌革兰氏染色呈阳性,芽孢直径比菌体宽,使菌体膨大呈梭状,故称梭菌。多为土壤中的腐物寄生菌,少数为致病菌。能引起人类疾病的主要有破伤风梭菌、产气荚膜梭菌和肉毒梭菌。

一、破伤风梭菌

工作情景与任务

导入情景:

李师傅,34岁,建筑工人,今早在工地施工时不慎从约2m高的脚手架上坠下,坐在了一堆钢筋上,被一节钢筋扎伤了臀部,在工友的帮助下,拔出钢筋后被紧急送往医院。入院时,患者意识清醒,四肢活动灵活,臀部有一直径1cm左右的深伤口,污染较重,流血较多。医嘱:立即处理伤口;注射破伤风抗毒素血清。

工作任务:

1. 协助医生正确进行伤口的消毒和处理。

2. 正确进行破伤风抗毒素血清的皮下过敏试验和注射。

破伤风梭菌是破伤风的病原体,广泛分布于自然界,以土壤、人和动物肠道中多见。

（一）主要生物学特性

菌体细长,芽孢正圆形,比菌体粗,位于菌体极端,使细菌呈鼓槌状,为本菌典型特征（图5-3）。有周鞭毛,革兰氏染色呈阳性。专性厌氧,常用疱肉培养基培养。芽孢抵抗力强,在土壤中可存活数十年,100℃ 1小时可被破坏。繁殖体对青霉素敏感。

（二）致病性

1. 致病条件　本菌主要经伤口感染,其感染的重要条件是伤口的厌氧微环境。一般窄而深的伤口,有泥土或异物污染的伤口,局部组织缺血、坏死组织多的伤口,同时伴需氧菌或兼性厌氧菌感染的伤口均易形成厌氧微环境,利于细菌芽孢出芽繁殖,产生毒素,毒素侵入血液引起毒血症。该菌无侵袭力,仅在伤口局部繁殖。

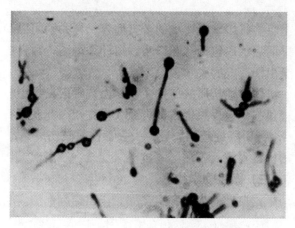

图 5-3　破伤风梭菌(芽孢)

2. 致病物质　破伤风痉挛毒素,该毒素属神经毒素,毒性极强,对脑神经和脊髓前角神经细胞有高度亲和力,毒素能抑制上下神经元的抑制性冲动的传递,导致肌肉活动的兴奋与抑制失调,使骨骼肌强直痉挛。

3. 所致疾病　破伤风,潜伏期为 7～14 天。典型症状有牙关紧闭、苦笑面容、颈项强直、角弓反张,重者因呼吸肌痉挛而窒息。

知识拓展

新生儿破伤风

民间的"七天生,八天拐"说的就是新生儿破伤风。多因分娩时,剪断脐带或结扎、包裹脐断端所使用的物品被破伤风梭菌或其芽孢污染,病菌从脐部侵入,脐带残端坏死组织及无氧条件有利于该菌的生长繁殖,产生毒素所致。潜伏期一般为 4～7 天,俗称"七日风"。患儿早期仅有哭闹、吃奶困难,此时用压舌板检查口腔时愈用力张口愈困难,称"锁口",故该病又称"锁口风"。随后出现牙关紧闭、苦笑面容、颈项强直、角弓反张等,易并发肺炎和败血症。

(三) 防治原则

对儿童、军人和其他易受外伤的人群,可注射破伤风类毒素进行预防。对受伤者应用3% 过氧化氢溶液正确清洗伤口,及时清创扩创,防止厌氧微环境的形成;伤口较深或有污染者,应注射破伤风抗毒素(TAT),作紧急预防。注射前,应先做皮肤过敏试验,必要时可用脱敏疗法。在治疗时,用抗毒素中和血液中游离的外毒素,用抗生素杀灭伤口处的破伤风梭菌,用镇静、解痉药对症治疗。

二、产气荚膜梭菌

产气荚膜梭菌广泛分布于自然界及人和动物的肠道中,是气性坏疽的主要病原体。

(一)主要生物学特性

产气荚膜梭菌是革兰氏阳性粗大杆菌,芽孢呈椭圆形,不大于菌体横径,位于菌体的次极端;在机体内能形成明显荚膜;该菌能分解多种糖产酸产气,在牛奶培养基中能迅速分解乳糖产酸,使牛奶中的酪蛋白凝固,同时产生大量气体,冲散凝固的酪蛋白,气势凶猛,称"汹涌发酵"现象,此为本菌的特征。

(二)致病性

1. 致病物质　本菌具有荚膜及多种侵袭性酶,侵袭力强,并能产生毒性强烈的外毒素,因此入侵创口后造成严重的局部感染及全身中毒。

2. 所致疾病

(1)气性坏疽:多见于战伤,本菌的致病条件是伤口的厌氧微环境。潜伏期8～48小时。细菌在入侵局部繁殖迅速,因毒素和酶的分解破坏作用,造成局部组织气肿、水肿,进而因挤压软组织和血管,影响血液供应,造成组织进行性坏死。严重病例表现为组织胀痛剧烈,触摸有捻发感,大块组织坏死,并有恶臭。当毒素和组织坏死的毒性产物入血,可引起毒血症、休克,病死率高。

(2)食物中毒:因食入被本菌污染的食物(如肉类食品)引起,潜伏期约10小时,表现为腹痛、腹胀、腹泻,无发热、无恶心呕吐。一般1～2天自愈。

(三)防治原则

用3%过氧化氢溶液冲洗伤口,及早切除感染坏死组织,早期使用抗毒素和青霉素。高压氧舱可抑制厌氧菌的生长。

三、肉毒梭菌

肉毒梭菌广泛分布于土壤中,能分泌毒性极强的外毒素,经消化道感染引起肉毒食物中毒及婴儿肉毒病。

(一)主要生物学特性

本菌为革兰氏阳性粗短大杆菌,芽孢椭圆形,大于菌体,位于菌体次极端,使细菌呈网球拍状。有周鞭毛,无荚膜。

(二)致病性

1. 致病物质　为肉毒毒素,是目前已知毒性最强的毒物,比氰化钾强1万倍,对人的致死量约为0.1μg。肉毒毒素是嗜神经性外毒素,可导致肌肉弛缓性麻痹。该毒素不耐热,煮沸1分钟即被破坏。

2. 所致疾病

（1）食物中毒：因食入肉毒毒素污染的食物,如罐头、腊肠、香肠、发酵豆制品引起。其临床主要表现为神经末梢麻痹,而胃肠症状很少见,与一般食物中毒不同。开始为眼肌麻痹,出现复视、斜视及眼睑下垂,继而咽肌麻痹,出现吞咽困难、口齿不清,严重者因呼吸肌、心肌麻痹而死亡。

（2）婴儿肉毒病：因食入该菌芽孢污染的食物（如蜂蜜）后发病,症状与肉毒食物中毒类似,早期症状有便秘,吮乳和啼哭无力。

（三）防治原则

加强食品卫生管理与监督,食品的加热消毒是预防关键。

四、无芽孢厌氧菌

无芽孢厌氧菌是人体正常菌群的重要组成菌,在数量上占有绝对优势,是其他非厌氧菌的 10～1 000 倍。在一定条件下可作为条件致病菌引起内源性感染。所致疾病虽不如厌氧芽孢梭菌严重,但其感染十分广泛。在临床厌氧菌感染中,无芽孢厌氧菌的感染率占90%。无芽孢厌氧菌包括革兰氏阳性及阴性的杆菌和球菌。其中以革兰氏阴性的脆弱类杆菌、产黑色素类杆菌及革兰氏阳性的消化链球菌引起的感染最为多见。而脆弱类杆菌的感染在临床上占首位（约 25%）。

（一）致病性

1. 致病条件　无芽孢厌氧菌是人体的正常菌群,当其寄居部位改变、宿主免疫力下降、菌群失调等情况下,局部出现厌氧微环境,则易引起内源性感染。

2. 致病物质　主要有荚膜、菌毛、侵袭性酶类和内毒素等。

3. 感染特征　属内源性感染,感染可遍及全身,呈慢性过程;无特定病型,多为化脓性感染;分泌物或脓汁黏稠,血色或棕黑色,有恶臭,有时有气体;长期使用氨基糖苷类抗生素（如链霉素）治疗无效;分泌物涂片查见细菌,但普通培养无细菌生长。

4. 所致疾病　主要是中枢神经系统、口腔、女性生殖道及盆腔、呼吸道、腹腔的组织化脓性感染及败血症。

（二）标本的采集与送检

无芽孢厌氧菌是人体正常菌群,采集标本时应避免正常菌群的污染,应在正常无菌部位采集,如血液、腹腔液、深部脓肿等;采集标本后应立即排除空气,使其处于无氧环境中,迅速送检。

（三）防治原则

目前无特殊预防方法。治疗可用青霉素、头孢菌素、甲硝唑等。

第五节　分枝杆菌属

分枝杆菌属是一类细长略弯曲的杆菌,因有分枝生长的趋势而得名。由于本属细菌的细胞壁含有大量脂质,故不易着色,但通过加温或延长染色时间强行着色后能抵抗盐酸乙醇的脱色,故又称抗酸杆菌。对人致病的主要有结核分枝杆菌和麻风分枝杆菌。

一、结核分枝杆菌

工作情景与任务

导入情景:

张女士,26 岁。因近 3 个月以来经常出现咳嗽、发热、乏力、盗汗、食欲减退等症状而就诊。入院时,患者频繁咳嗽,面色潮红,明显消瘦。医嘱:①行胸部 X 线片检查;②行PPD 试验;③进行痰结核分枝杆菌检查。

工作任务:

1. 正确进行 PPD 试验,准确测量和报告结果。

2. 正确指导患者留取痰标本。

3. 对患者进行合理的饮食指导和健康教育。

结核分枝杆菌俗称结核杆菌,是引起结核病的病原体,对人致病的主要有人型和牛型。结核分枝杆菌可侵犯全身各器官,以肺部感染最常见。

(一)主要生物学特性

1. 形态与染色　菌体为细长略弯的杆状,呈分枝状生长,常聚集成团或束状排列,抗酸染色阳性,呈红色,可形成荚膜。

2. 培养特性　结核分枝杆菌为专性需氧菌,营养要求高,常用罗氏培养基培养。该菌生长缓慢,在固体培养基上培养 2～4 周才出现乳白或米黄色、干燥、菜花状粗糙型菌落。

3. 抵抗力　该菌耐干燥,在干燥痰内可存活 6～8 个月;耐酸耐碱,在 6% 硫酸、3% 盐酸或 4% 氢氧化钠中 30 分钟仍具活力;对湿热、紫外线及 70%～75% 乙醇敏感;加热 62℃ 15 分钟、直接日光照射 2 小时、75% 乙醇消毒 2 分钟即可被杀死。该菌对链霉素、异烟肼、利福平等药物敏感。

4. 变异性　本菌可发生形态、菌落、毒力、耐药性的变异。卡介苗(BCG)就是牛型结核分枝杆菌经毒力变异后制成的减毒活疫苗,现广泛用于结核病的预防。

(二)致病性

结核分枝杆菌不含内毒素,也不产生外毒素和侵袭性酶类,其致病性可能与细菌在组织细胞内大量繁殖引起的炎症、菌体成分和代谢物质的毒性及机体对菌体成分产生超敏反应等有关。

1. 致病物质

(1)脂质:包括索状因子、磷脂、硫酸脑苷脂、蜡质 D 等成分。脂质使本菌能在吞噬细胞中顽强增殖,并诱导机体产生Ⅳ型超敏反应,形成结核结节等病变。

(2)蛋白质:主要成分为结核菌素,与蜡质 D 结合后可诱发Ⅳ型超敏反应。

(3)荚膜:具有黏附、抗吞噬和抗杀菌物质作用等。

2. 所致疾病 本菌可经呼吸道、消化道或皮肤破损处侵入机体,引起多种器官的结核病,以肺结核最为多见。肺结核有原发感染和继发感染两种:

(1)原发感染:多见于儿童。本菌初次经呼吸道侵入肺泡,由于机体缺乏特异性免疫,细菌可经淋巴管扩散至肺门淋巴结,引起淋巴管炎和肺门淋巴结肿大,称原发综合征。原发感染大多可经纤维化和钙化而自愈,但病灶内常有细菌潜伏,可成为结核病复发和内源性感染的来源。免疫力低下者,细菌易经血液或淋巴道扩散,引起全身粟粒性结核或结核性脑膜炎。

(2)继发感染:多见于成人或较大儿童。多由原发感染引起,当机体抵抗力下降时,残存在原发病灶中的结核分枝杆菌再度大量繁殖而发病;也可因外源性结核分枝杆菌侵入而引起。由于机体已建立抗结核特异性免疫,故感染病灶局限,不易全身播散,但易发生干酪样坏死和空洞形成,病菌随痰排出,形成开放性肺结核。

(三)免疫性

1. 免疫性 以细胞免疫为主,属于感染免疫,又称有菌免疫,即结核分枝杆菌或其组分在体内存在时才有免疫力,一旦体内病原体或其组分全部消失,免疫力也随之消失。机体在产生抗结核免疫的同时,也发生Ⅳ型超敏反应。

2. 结核菌素试验 是用结核菌素来测定机体对结核分枝杆菌有无Ⅳ型超敏反应的一种皮肤试验,以判断机体对结核分枝杆菌有无免疫力。常用的结核菌素有旧结核菌素(OT)和纯蛋白衍生物(PPD),目前常用后者。临床上卡介苗接种对象的选择和免疫效果的测定、婴幼儿结核病的诊断、机体细胞免疫的功能状态的检测、结核病流行病学的调查皆可通过此试验来完成。

(1)试验方法:于受试者前臂掌侧皮内注射含 5 单位的 PPD 液 0.1ml,48～72 小时后观察和测量红肿、硬结直径。

(2)结果及意义

1)阴性反应:无硬结或直径小于 5mm。表示未感染过结核分枝杆菌。但在感染初期(4～8 周内)、严重结核病患者或机体细胞免疫功能低下时,亦可呈阴性反应。

2）阳性反应：直径大于 5mm。表示感染过结核分枝杆菌或接种过卡介苗，机体对结核分枝杆菌有一定免疫力。

3）强阳性反应：直径大于 15mm，表示体内可能有活动性结核感染。

（四）标本采集与检查

结核病在临床上常可借助 X 线摄片诊断，但微生物学检查仍是确诊的主要依据。

1. 标本采集　根据感染部位不同可采集痰、尿、粪便、脑脊液、胸腔积液、腹水、血液等标本。痰以清晨第一口痰为佳，即清晨深咳而得的下呼吸道分泌物，以脓样、干酪样或脓性黏液为合格标本，量需 3～5ml。尿留取晨尿的中段尿或 24 小时的混合尿。

2. 标本检查　如果标本含菌量少，可先集菌以提高检测的阳性率。标本直接或集菌后涂片，抗酸染色后，如发现抗酸阳性细菌，结合临床症状可初步诊断。再根据培养特性、生化反应和动物试验进行确诊。

（五）防治原则

接种卡介苗是预防结核最有效的措施。卡介苗的接种对象是新生儿和结核菌素试验阴性的健康儿童，若接种后 6～8 周结核菌素试验转阳性，表示接种者已获得结核免疫力，若为阴性则无免疫力，需再次接种。常用治疗药物有异烟肼、利福平、乙胺丁醇、链霉素等，早期、联合、足量、足疗程用药可提高疗效并减少耐药性。

二、麻风分枝杆菌

麻风分枝杆菌是麻风的病原体，其形态、染色类似于结核分枝杆菌；对干燥、低温有抵抗力，对紫外线及湿热敏感。

麻风是一种慢性传染病。患者是唯一传染源。患者鼻腔分泌物、皮疹渗出液、乳汁、精液及阴道分泌物中均含菌，故可经破损皮肤黏膜、呼吸道及密切接触传播。潜伏期长（1～5 年）。病原体主要侵犯皮肤黏膜及周围神经，很少侵犯内脏。皮肤形成结节、红斑，面部结节融合可呈"狮面容"，周围神经变粗变硬，出现感觉、运动功能障碍。临床有瘤型、结核样型、未定类和界限类四种类型。

麻风免疫以细胞免疫为主。早发现、早隔离、早治疗患者为其主要防治措施。常用药物有砜类、利福平等。

第六节　其他病原性细菌

其他病原性细菌见表 5-2。

表 5-2　其他病原性细菌

菌名	主要生物学特性	致病物质	传播途径	所致疾病	防治原则
铜绿假单胞菌	G⁻杆菌,有1～3根鞭毛,能产生水溶性的绿色色素,对多种抗生素不敏感	内毒素	空气、医疗器械、接触	继发感染如大面积创伤感染。可并发败血症	防止医源性感染;合理用药,防止耐药性产生
白喉棒状杆菌	G⁺细长杆菌,一端或两端膨大呈棒状,异染颗粒明显	外毒素	呼吸道	白喉	儿童接种百白破三联疫苗预防。用白喉抗毒素进行紧急预防和治疗
百日咳鲍特菌	G⁻短小杆菌	菌毛、荚膜、内外毒素	呼吸道	百日咳(痉挛性阵咳,病程较长)	儿童接种百白破三联疫苗。隔离患儿
流感嗜血杆菌	G⁻短小杆菌,多形性。在含X、V因子的巧克力血平板上生长良好	荚膜、菌毛、内毒素	呼吸道	原发性化脓性感染和继发性感染	接种流感杆菌荚膜多糖疫苗预防
空肠弯曲菌	G⁻,菌体细长弯曲呈弧形、S形或螺旋形	细胞毒素、肠毒素	接触、消化道	婴幼儿急性肠炎和食物中毒	加强人、畜、禽粪便管理,注意饮食卫生
嗜肺军团菌	G⁻短粗杆菌,呈多形性。在污水中可存活较长时间	菌毛、酶毒素	呼吸道(飞沫、气溶胶)	军团菌病	加强水源管理
幽门螺杆菌	G⁻杆菌,呈螺旋形、S形,有端丛鞭毛。具有高活性尿素酶	尿素酶、细胞毒素、内毒素	粪-口途径	与慢性胃炎、消化性溃疡、胃癌发病有关	试用幽门螺杆菌疫苗预防
布鲁菌	G⁻小球杆菌。专性需氧,营养要求高,生长缓慢	内毒素、荚膜、侵袭性酶	接触、消化道、皮肤感染	动物母畜流产和人类波浪热	加强动物检疫和食品卫生管理。用减毒活疫苗接种预防

菌名	主要生物学特性	致病物质	传播途径	所致疾病	防治原则
鼠疫耶氏菌	G⁻粗短杆菌,两端浓染,有荚膜	荚膜、内毒素	带菌的跳蚤叮咬或呼吸道	鼠疫(自然疫源性烈性传染病)	灭鼠灭蚤。加强国境检疫。接种减毒活疫苗预防
炭疽芽孢杆菌	G⁺杆菌,呈竹节状排列,有荚膜,菌体中央可见芽孢,芽孢抵抗力强	荚膜、毒素	皮肤、呼吸道、消化道	人、畜炭疽病	加强动物检疫,病畜严禁解剖,需深埋或焚烧

章末小结

　　本章的学习重点是葡萄球菌属、链球菌属、埃希菌属、沙门菌属、志贺菌属、霍乱弧菌、破伤风梭菌、结核分枝杆菌的主要生物学特性和致病性。学习难点是常见致病菌的致病物质及其作用。在学习过程中,应掌握葡萄球菌、链球菌是常见化脓性球菌,常引起化脓性感染、食物中毒或超敏反应等。肠道杆菌的侵袭力或毒素,导致感染者出现肠道内或肠道外感染。破伤风梭菌是专性厌氧菌,通过其毒性极强的破伤风痉挛毒素,导致感染者出现特殊症状的破伤风。结核分枝杆菌主要引起肺部感染,接种卡介苗是预防结核最有效的措施。通过本章学习,应增强预防传染病的意识,养成健康的生活方式。

(郑端增)

 思考与练习

1. 比较葡萄球菌、链球菌所致的化脓性感染病灶的特点,并分析产生原因。
2. 简述破伤风梭菌的感染途径、感染条件和防治原则。
3. 简述结核分枝杆菌的致病性。
4. 简述结核菌素试验的原理和结果。

第六章 ｜ 病毒概述

06章 数字内容

学习目标

1. 具有积极探索、严谨细致的科学素养。
2. 掌握病毒的基本性状；病毒感染标本的采集与送检。
3. 熟悉病毒的感染方式、途径、感染类型与致病机制；病毒性疾病的免疫学防治。
4. 了解病毒性疾病的常用微生物学检查方法；干扰素作用机制。
5. 学会运用病毒学基础知识进行健康宣教。

知识拓展

病毒的发现

病毒的真正发现是在19世纪。1892年，俄国生物学家伊凡诺夫斯基在研究烟草花叶病时发现，感染了烟草花叶病的烟草叶提取液经过细菌过滤器处理后，仍能感染其他健康的烟草叶，他认为烟草花叶病的致病因子是细菌产生的一种毒素。1898年，荷兰学者拜耶林克多次重复了伊凡诺夫斯基的上述实验，发现滤液确实能感染健康的烟草叶子，导致病变。他认为，烟草花叶病的致病因子不是细菌，而是比细菌小且具有传染性的活毒液，便给这种活毒液起了个名字叫"virus"。伊凡诺夫斯基和拜耶林克通过他们的创造性工作打破了当时传统的疾病细菌起源说，开创了病毒学研究和发展的历程。

病毒（virus）是一类体积微小，结构简单，无完整细胞结构，含单一核酸（DNA或RNA），专营细胞内感染和复制的非细胞型微生物。病毒缺少编码能量代谢或者蛋白质合成所需细胞器，只有在活细胞内才能显示其生命活性。与其他胞内寄生的微生物不同的是，病毒进入活细胞后，不是进行二分裂繁殖，而是根据病毒核酸的指令，改变细胞的一系列生命活动,复制出大量子代病毒,并导致宿主细胞发生多种改变。

病毒在自然界分布广泛,包括植物病毒、动物病毒和噬菌体,其中对人类致病的病毒属于动物病毒。病毒与人类关系极为密切,人类传染病约 75% 是由病毒引起的,病毒性疾病传染性强,流行广泛,且目前尚缺乏特效药物治疗。如肝炎、流行性感冒、脑炎很容易导致世界性大流行,而狂犬病、病毒性脑炎等疾病病死率很高。某些病毒感染与肿瘤、自身免疫疾病的发生有密切关系,近年来流行的艾滋病、SARS、禽流感、H1N1 流感、新型冠状病毒肺炎等疾病,给人类生命健康、公共卫生安全、国民经济带来了巨大的损失。随着分子生物学和流行病学的发展,使人们对病毒与宿主的关系有了新的认识,其致病机制不断被揭示,因此,病毒学已成为医学与生命科学研究的热门学科之一。

第一节　病毒的基本性状

一、病毒的大小与形态

病毒体积微小,其测量单位为纳米(nm,$1nm=1/1\,000\mu m$)。各种病毒体的大小相差悬殊,最大约为 300nm(如痘病毒),最小约为 20nm(如口蹄疫病毒),大多数病毒直径在 100nm 左右。通常需要借助电子显微镜或者光学显微镜将其放大才能观察到。病毒的形态有多种,多数病毒呈球形或近似球形,少数为杆状、丝状、弹状和砖块状,噬菌体呈蝌蚪状。常见病毒形态结构示意图见图 6-1。

二、病毒的结构、化学组成与功能

病毒结构简单,无完整的细胞结构。基本结构由核心和衣壳构成,称为核衣壳。有些病毒在核衣壳外面有包膜和包膜表面的刺突。有包膜的病毒称为包膜病毒,无包膜的病毒称为裸病毒。

(一)病毒的核衣壳

1. 核心　位于病毒的中心,主要成分为核酸,少数病毒核心还有少量非结构蛋白,如病毒核酸多聚酶、逆转录酶等。病毒核酸构

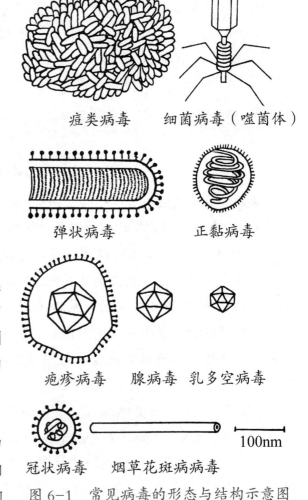

痘类病毒　　细菌病毒(噬菌体)

弹状病毒　　正黏病毒

疱疹病毒　腺病毒　乳多空病毒

100nm

冠状病毒　烟草花斑病病毒

图 6-1　常见病毒的形态与结构示意图

成病毒的基因组,是主导病毒感染、增殖、遗传和变异的物质基础,其主要功能有:①指导病毒复制;②决定病毒的特性;③部分核酸具有感染性。

2. 衣壳　衣壳是包绕在病毒核心外面的蛋白质结构,衣壳蛋白质是病毒的主要结构蛋白质,由一定数量的壳粒(即蛋白质亚单位)组成,按照壳粒数量和排列方式的不同,可以将病毒分为三种对称类型:二十面立体对称型、螺旋对称型、复合对称型(图6-2)。病毒衣壳蛋白的主要功能有:①保护病毒核酸,免受环境中核酸酶或其他理化因素的破坏;②维护病毒的完整性;③参与感染过程:病毒吸附蛋白能特异性地吸附至易感细胞表面受体上,介导病毒核酸进入宿主细胞,引起感染;④具有抗原性,衣壳蛋白是一种良好抗原,进入机体后,能引起特异性免疫应答。

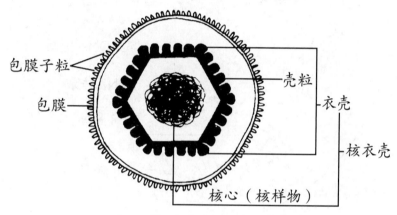

图6-2　病毒的结构示意图

(二)病毒的包膜

包膜是包裹在病毒核衣壳外面的双层膜,是某些病毒在成熟过程中穿过宿主细胞,以出芽方式向宿主细胞外释放时获得的,含有宿主细胞膜或核膜成分,主要为脂质和糖蛋白。包膜表面常有不同形状的突起,称为包膜子粒或刺突,其化学成分为糖蛋白,因此也称刺突糖蛋白。包膜的功能有:①维护病毒结构的完整性,保护核衣壳;②与病毒的吸附、亲嗜性有关;③具有病毒种、型特异性,是病毒鉴定和分型的依据之一;④构成病毒的表面抗原,与病毒的致病性和免疫性有密切关系。另外,包膜对干、热、酸和脂溶剂敏感,乙醚能破坏病毒包膜,使其灭活而失去感染性。

三、病毒的增殖与干扰现象

(一)病毒的复制

病毒由于缺乏完整的细胞结构以及酶系统,只能借助于易感宿主细胞所提供的原料、酶系统及能量等来进行增殖。进入易感宿主细胞的病毒,在病毒核酸的控制下,以自我复制方式完成增殖,其过程分为吸附、穿入、脱壳、生物合成、装配与释放五个阶段,这种以病毒核酸分子为模板进行复制的方式称为病毒的复制。从病毒进入宿主细胞开始,经过基因组复制,到最后释放出子代病毒,称为一个复制周期(图6-3)。

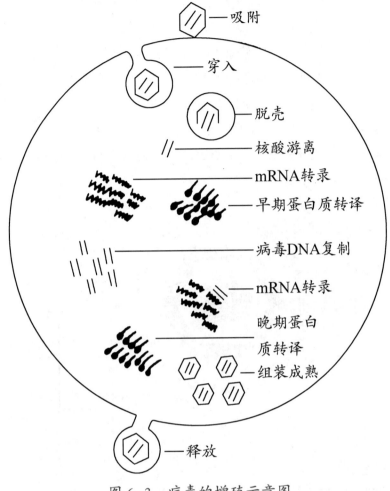

图6-3 病毒的增殖示意图

(二)病毒的干扰现象

两种病毒同时或先后感染同一细胞时,可发生一种病毒抑制另一种病毒增殖的现象,称为干扰现象。干扰现象既可发生在异种病毒之间,也可发生在同种、同型或同株病毒之间;既可发生在活的病毒之间,也可发生在活病毒与灭活病毒之间,也能发生在完整病毒与缺陷病毒之间。病毒之间的干扰现象能够阻止发病,也可以使感染终止,使宿主康复。发生干扰现象的原因可能是因为病毒诱导宿主细胞产生了干扰素,也可能是病毒的吸附受到干扰或改变了宿主细胞代谢途径,阻止了另一种病毒的吸附和穿入等过程。因此,预防接种时应避免同时使用有干扰作用的两种病毒疫苗,以确保病毒疫苗的效果。有时病毒疫苗也可被宿主体内存在的病毒所干扰,故患病毒性疾病时应暂停接种疫苗。

四、病毒的抵抗力与变异性

（一）病毒的抵抗力

病毒受理化因素作用后，失去感染性，称为病毒灭活。灭活的病毒仍能保持其他特性，如抗原性、红细胞吸附、血凝及细胞融合。

1. 物理因素

（1）温度：大多数病毒耐冷不耐热，在 0℃以下的温度，特别是在干冰温度（-70℃）和液氮温度（-196℃）条件下，可长期保持其感染性。大多数病毒于 55～60℃环境下，30 分钟即被灭活。热对病毒的灭活作用，主要是使病毒衣壳蛋白变性和病毒包膜的糖蛋白刺突发生变化，阻止病毒吸附于宿主细胞。热也能破坏病毒复制所需的酶类，使病毒不能脱壳。但乙肝病毒需加热 100℃ 10 分钟才能灭活。

（2）酸碱度：大多数病毒在 pH 5.0～9.0 的范围内比较稳定，而在 pH 5.0 以下或 pH 9.0 以上迅速灭活。但不同病毒对 pH 的耐受能力有很大不同，如在 pH 3.0～5.0 时肠道病毒稳定，鼻病毒很快被灭活。

（3）射线和紫外线：γ 射线、X 线及紫外线等都能将病毒灭活。

2. 化学因素　病毒对化学因素的抵抗力一般较细菌强，可能是由于病毒缺乏酶类的原因。甲醛能破坏病毒的感染性而对其抗原性影响不大，故常用于制备灭活疫苗。1%～5% 苯酚、过氧化氢、高锰酸钾、漂白粉、碘和碘化物、70% 乙醇能使大多数病毒灭活。过氧乙酸、次氯酸盐等对肝炎病毒有较好的消毒作用。

（1）脂溶剂：病毒的包膜含脂质成分，易被乙醚、三氯甲烷、去氧胆酸盐等脂溶剂溶解。因此，包膜病毒进入人体消化道后，即被胆汁破坏。

（2）酚类：酚及其衍生物为蛋白变性剂，故可作为病毒的消毒剂。

（3）氧化剂、卤素及其化合物：病毒对这些化学物质都很敏感。

（4）抗生素和中草药：现有抗生素对病毒无抑制作用，但可以抑制待检标本中的细菌，有利于分离病毒。近年来研究证明，如板蓝根、大青叶、大黄、黄芪和七叶一枝花等对某些病毒有一定的抑制作用。

（二）病毒的变异

病毒的变异是指病毒在复制过程中出现某些性状的改变。病毒变异可以在自然或人工条件下发生。病毒的变异可表现在多个方面，在医学实践中有重要意义的主要有以下两种：

1. 抗原性变异　大多数病毒的抗原结构比较稳定，不容易发生变异。少数病毒的抗原易发生变异形成新的变异株，从而引发病毒性疾病的流行，这种变异对疾病的预防、诊断和治疗都带来了困难。

2. 毒力变异　指病毒对宿主致病能力的变异。通常是在自然条件下或采用人工的方法使病毒的毒力减弱或消失,制备成疫苗,如目前已在临床使用的麻疹减毒活疫苗、甲型肝炎减毒活疫苗等。但病毒的毒力也能由弱变强发生变异,从而使病情加重。

五、病毒的分类

病毒的分类一般采用非系统的、多原则的、分等级的分类法。国际病毒分类委员会2011年公布的病毒分类命名最新报告中,将病毒分为94个科、22个亚科、395个属。

随着病毒学研究的不断深入,尤其是病毒基因和基因组测序研究的推进,使病毒分类从单一基因水平发展到了全基因组水平。目前病毒的分类依据有:①核酸的类型与结构;②病毒体的形状和大小;③衣壳对称性和壳粒数目;④有无包膜;⑤对理化因素的敏感性;⑥抗原性;⑦生物学特性(繁殖方式、宿主范围、传播途径和致病性)。

自然界中还存在一类比病毒还小、结构更简单的微生物,称为亚病毒。亚病毒包括类病毒、卫星病毒和朊粒,是一种非寻常的致病因子。

第二节　病毒的致病性与免疫性

病毒的感染是从病毒侵入宿主细胞开始,其致病作用则主要是通过侵入易感细胞、损伤或改变细胞的功能而引发。病毒感染的结果取决于宿主、病毒和其他影响免疫应答的因素。宿主因素包括基因背景、免疫状态、年龄以及个体的一般健康状况。病毒因素包括病毒株、病毒数量和感染途径等。因此,不同个体感染同一病毒体,其抗感染免疫的结局各异。

一、病毒的感染方式与类型

(一)病毒的感染方式与途径

病毒通过破损的皮肤、黏膜(眼、呼吸道、消化道或泌尿生殖道)传播,但在特定条件下可直接进入血液循环(如输血、机械损伤、昆虫叮咬等)感染机体。反之,皮肤也是最好的屏障,泪液、黏液、纤毛上皮、胃酸、胆汁等均具有保护作用。多数病毒以一种途径进入机体,但也有多途径感染的病毒,例如人类免疫缺陷病毒、乙肝病毒。

1. 水平传播　是指病毒在人群中不同个体之间的传播,也包括动物到动物再到人的传播,为大多数病毒的传播方式。常见的传播途径包括通过黏膜表面的传播、通过皮肤传播和医源性传播。

(1)通过黏膜表面的传播:多种病毒可经呼吸道、消化道、泌尿生殖道等黏膜表面侵入机体。如流行性感冒病毒通过呼吸道黏膜传播引起呼吸道疾病,甲型肝炎病毒通过肠黏膜传播引起肝脏病变,还有些病毒通过泌尿生殖道等黏膜引起性传播疾病。

（2）通过皮肤传播：有些病毒可通过昆虫叮咬或动物咬伤、注射或机械损伤的皮肤侵入机体而引起感染。如蚊虫叮咬可传播流行性乙型脑炎，狂犬咬伤可传播狂犬病病毒等。

（3）医源性传播：有些病毒可经注射、输血、拔牙、手术、器官移植引起传播，如人类免疫缺陷病毒、乙肝病毒、丙肝病毒等。

2. 垂直传播　是指病毒由宿主的亲代传给子代的传播方式，主要通过胎盘或产道传播，也可见其他方式，例如产后哺乳和密切接触感染、病毒基因经生殖细胞的遗传等。多种病毒可经垂直传播引起子代病毒感染，如风疹病毒、巨细胞病毒、乙型肝炎病毒、人类免疫缺陷病毒等。垂直传播可致流产、早产、死胎或先天畸形等严重后果。

（二）病毒的感染类型

根据有无临床症状，病毒感染可分为隐性感染和显性感染；根据病毒在机体内感染的过程及滞留的时间，病毒感染可分为急性感染和持续性感染。持续性感染又可分为潜伏感染、慢性感染、慢发病毒感染。

1. 隐性感染　病毒进入机体不引起临床症状的感染称为隐性感染或亚临床感染。隐性感染者虽然不出现临床症状，但仍可获得免疫力而终止感染。部分隐性感染者一直不产生免疫力，这种隐性感染者也称为病毒携带者。病毒携带者本身无症状，但病毒可在体内增殖并向外界排泄播散，成为重要的传染源，在流行病学上具有十分重要的意义。

2. 显性感染　病毒感染后出现临床症状和体征，称为显性感染或临床感染。根据症状出现的早晚和持续时间的长短又分为：

（1）急性感染：潜伏期短，发病急，病程数日或数周。除死亡病例外，宿主一般能在出现症状后的一段时间内，将病毒清除掉而进入恢复期，且病后常可获得适应性免疫。因此，特异性抗体可作为受过感染的证据。

（2）持续性感染：病毒可在机体持续存在数月至数年，甚至数十年。可出现症状，也可不出现症状而长期携带病毒，成为重要的传染源，如 HIV、HBV 等。持续性病毒感染可分为下述三种类型：

1）潜伏感染：某些病毒在显性或隐性感染后，病毒基因存在细胞内，有的病毒潜伏于某些组织器官内而不复制。但在一定条件下，病毒被激活又开始复制，使疾病复发。在显性感染时，可查到病毒的存在，而在潜伏期查不出病毒，疱疹病毒属的全部病毒均可引起潜伏感染。凡使机体免疫力下降的因素均可激活这些潜伏的病毒使感染复发。

2）慢性感染：病毒在隐性或显性感染后未完全消除，血中可持续检测出病毒，因而可经输血、注射而传播。患者可表现为轻微或无临床症状，但常反复发作，迁延不愈，例如乙型肝炎、丙型肝炎。

3）慢发病毒感染：指隐性或显性感染后，病毒有很长的潜伏期，可达数月，数年甚至数十年。在症状出现后呈进行性加重，最终导致死亡。为慢性发展进行性加重的病毒感染，较为少见但后果严重。如麻疹病毒引起的亚急性硬化性全脑炎、HIV 引起的艾滋病、狂犬病及朊粒感染引起的疾病等。

患者,女,23 岁。因经常在口唇黏膜处出现水疱而就诊。患者发热时口唇周围常起针头大小成群的疱疹,自觉有轻度的痒和烧灼感,1 周左右可自愈,发作时常伴有口腔溃疡、咽炎、舌炎等。反复发作多年。

请思考:

1. 该患者可能感染的是哪一种病毒?

2. 请分析一下该患者为什么反复发作?

3. 请分析该病毒的感染类型及特点。

二、病毒的致病性

(一)引起宿主受染细胞的改变

病毒损害宿主受染细胞的方式因病毒种类不同而异,主要有以下几种:

1. 杀细胞效应　病毒在宿主细胞内大量复制,可在很短时间内一次释放大量子代病毒,细胞被裂解而死亡,称为杀细胞性感染。有些病毒在增殖过程中,可阻断宿主细胞核酸和蛋白质的合成,使细胞新陈代谢功能紊乱,造成细胞病变与死亡。某些病毒的衣壳蛋白具有直接杀死宿主细胞的作用。病毒的杀细胞效应发生在重要器官,如中枢神经系统,当达到一定程度时即可引起严重后果,甚至危及生命或造成严重后遗症。

2. 稳定状态感染　某些病毒进入宿主细胞后能够复制,却不引起细胞立即裂解、死亡,常见于流感病毒、疱疹病毒等。病毒以出芽方式释放子代,其过程缓慢,不阻碍细胞代谢,也不破坏溶酶体膜,因而不会使细胞立即溶解死亡。这些不具有杀细胞效应的病毒引起的感染称为稳定性感染,常有以下两种情况:①细胞融合,病毒能使感染细胞膜改变,导致感染细胞与邻近细胞融合,病毒借助细胞融合,扩散到未受感染的细胞,成为病毒的扩散方式之一。②病毒感染的细胞膜上常出现由病毒基因编码的新抗原。如流感病毒表面的血凝素,病毒导致细胞癌变后,因病毒核酸整合到细胞染色体上,细胞表面也表达病毒特异性新抗原,使宿主细胞成为靶细胞,最终受细胞免疫作用而死亡。此外,还有因感染病毒引起细胞表面抗原决定簇的变化,暴露了正常情况下隐蔽的抗原决定簇。

3. 包涵体形成　某些受病毒感染的细胞内,用普通光学显微镜可看到有与正常细胞结构和着色不同的圆形或椭圆形斑块,称为包涵体。包涵体有的位于胞质,有的位于胞核中,有的两者都有;包涵体有嗜酸性的或嗜碱性的。包涵体的形态、染色性及存在部位等特征随病毒而异,可作为病毒感染的诊断依据。如从可疑狂犬病的脑组织切片或图片中发现细胞内有嗜酸性包涵体,即内基小体,可诊断为狂犬病。

4. 细胞凋亡　有些病毒可导致宿主细胞发生凋亡,这一过程可能促进细胞内的病毒释放,但也限制了细胞产生病毒体的数量。如人类免疫缺陷病毒感染机体后,作用于 CD4$^+$ T 细胞,通过信号传导作用,激活细胞凋亡基因,使 T 细胞发生凋亡,导致 CD4$^+$ T 细胞数量逐步减少。

5. 基因整合与细胞转化　某些 DNA 病毒和逆转录病毒在感染过程中将基因整合于宿主细胞基因中。基因整合后可导致细胞转化,增殖变快,失去细胞间接触抑制,细胞转化也可由病毒蛋白诱导发生。基因整合或其他机制引起的细胞转化与肿瘤形成密切相关。如果细胞转化为恶性细胞则引起肿瘤,如人乳头瘤病毒(HPV)和 EB 病毒。如果是胚胎细胞则发生染色体畸变,可导致死胎、流产、先天性畸形或发育障碍,如风疹病毒。

(二)病毒感染的免疫病理作用

病毒感染在损伤宿主的过程中,通过与免疫系统相互作用,诱发免疫应答损伤机体是重要的致病机制之一。免疫病理损伤机制包括特异性体液免疫和细胞免疫,也包括非特异性免疫机制引起的损伤。病毒感染所致的免疫抑制可激活体内潜伏的病毒或促进某些肿瘤细胞的生长,使疾病复杂化,也可能成为病毒持续性感染的原因之一。

(三)病毒的免疫逃避

病毒性疾病与病毒的直接损伤作用及引起的免疫病理损伤有关,也与病毒的免疫逃避能力有关。病毒可能通过逃避免疫防御、防止免疫激活或阻止免疫应答的发生等方式来逃脱免疫应答。有些病毒通过编码抑制免疫应答的蛋白质实现免疫逃避,有些病毒形成合胞体让病毒在细胞间传播逃避抗体作用。

三、抗病毒免疫

由于病毒的生物学形状特殊,且与宿主细胞关系极为密切,抗病毒免疫除具有抗菌免疫的特性外,还有其特殊性。

(一)固有免疫

抗病毒固有免疫是针对病毒感染的第一道防线。干扰素、细胞因子、巨噬细胞和 NK 细胞等因素,均针对病毒的进入迅速发生反应,并且激活适应性免疫防御系统。通常固有免疫防御可控制病毒感染,防止临床症状出现。其中,干扰素、巨噬细胞和 NK 细胞起主要作用。

1. 干扰素(interferon,IFN)　是病毒或其他干扰素诱生剂刺激人或动物细胞所产生的一种糖蛋白。除病毒外,细菌内毒素、人工合成的双链 DNA 等诱生剂也可诱导干扰素的产生。由白细胞、成纤维细胞、T 细胞和 NK 细胞产生的干扰素,分别为 IFN-α、IFN-β 和 IFN-γ。干扰素的作用特点有:①广谱性,抵抗病毒无特异性;②间接性,不能直接灭活病毒,而是通过诱导细胞产生抗病毒蛋白发挥其抑制病毒增殖作用;③种属特异性,动物产生的干扰素仅能用于同类动物发挥其抗病毒作用。除此之外,干扰素还具有免疫调节和抗肿瘤等多种生物学活性。干扰素的产生及抗病毒作用见图 6-4。

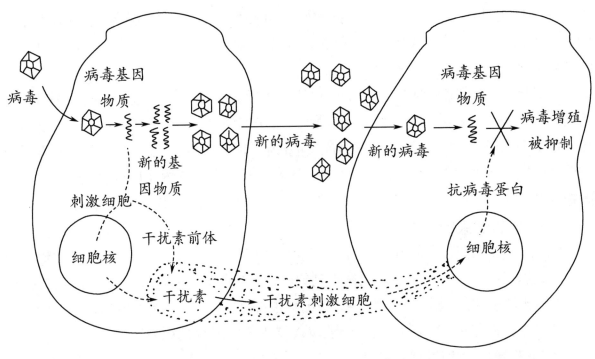

图 6-4　干扰素的产生及抗病毒作用

2. 先天不感受性　主要取决于细胞膜上有无病毒受体。机体的遗传因素决定了种属和个体对病毒感染的差异。有些动物病毒不能使人感染,也有些人类病毒不能进入动物细胞内增殖。如脊髓灰质炎及麻疹病毒,因为动物细胞膜上无相应的受体而不被感染。

3. 屏障作用　血脑屏障能阻挡病毒经血流进入中枢神经系统。胎盘屏障保护胎儿免受母体所感染病毒的侵害,但其屏障的保护作用与妊娠时期有关。妊娠 3 个月以内,胎盘屏障尚未发育完善。在此期间,孕妇若感染风疹病毒或巨细胞病毒,极易通过胎盘感染胎儿,引起先天性畸形或流产。

4. 细胞作用　巨噬细胞对阻止病毒感染和促使病毒感染的恢复具有重要作用。如果巨噬细胞受损,病毒易侵入血流引起毒血症。NK 细胞能杀伤许多病毒感染的靶细胞,是抗病毒感染中主要的固有免疫杀伤细胞,IFN-γ 干扰素可增强其活性,活化的 NK 细胞还可通过释放 IFN-α 或 IFN-γ 等细胞因子发挥抗病毒效应。

(二) 适应性免疫

免疫应答是宿主清除病毒感染或防止再次感染的最好方式,病毒以其毒力及免疫逃避机制危害机体,而机体则以适应性免疫来清除病毒。体液免疫和细胞免疫的抗病毒作用都很重要。一般来说,体液免疫主要是依靠存在于黏膜表面的中和抗体(sIgA)或血液中的中和抗体(IgG、IgM),可以清除血流中病毒并有效防止再次感染。而细胞免疫主要是 CTL 对靶细胞的杀伤和活化的吞噬细胞对病毒的有效杀灭,是促进机体从初次感染中恢复的主要因素。

病毒感染过程中,病毒的各种结构蛋白和非结构蛋白可经抗原的加工与提呈,活化 T 细胞及 B 细胞,诱发体液免疫和细胞免疫。细胞免疫中的 CTL 能杀伤病毒感染的靶细胞,阻断病毒在细胞内复制,是终止病毒感染的主要免疫机制。活化 T 细胞所分泌的多种细胞因子如 IFN-γ、TNF 等也对清除病毒有利。

1. 体液免疫的抗病毒作用　抗体可清除细胞外的病毒,并可有效抑制病毒向靶细胞组织扩散。中和性抗体可中和游离的病毒体,主要对再次入侵的病毒体有预防作用。抗体也可通过调理作用增强吞噬细胞吞噬杀灭病毒的能力。

2. 细胞免疫的抗病毒作用　细胞免疫在抗病毒感染中起着重要作用。构成适应性细胞免疫应答的主要效应细胞是 CD8$^+$ Tc 细胞和 CD4$^+$ Th1 细胞。CD8$^+$ Tc 细胞可通过其抗原识别受体识别病毒感染的靶细胞,释放穿孔素和颗粒酶,通过细胞裂解与细胞凋亡两种机制直接杀伤靶细胞。活化的 CD4$^+$ Th1 可分泌多种细胞因子激活 NK 细胞、巨噬细胞和 CD8$^+$ Tc 细胞,促进 CD8$^+$ Tc 细胞增殖分化而发挥抗病毒作用。

（三）抗病毒免疫持续时间

抗病毒免疫持续时间的长短在各种病毒之间差异很大,但一般有以下特点:

1. 有病毒血症的全身性病毒感染由于病毒能与免疫系统广泛接触,病后往往免疫力较为牢固,且持续时间较长,如水痘、腮腺炎、麻疹、脊髓灰质炎病毒等。另一类病毒感染往往只局限于局部或黏膜表面,无病毒血症,这类病毒引起短暂的免疫,宿主可多次感染,如可引起普通感冒的鼻病毒。

2. 只有单一血清型的病毒感染病后有牢固性免疫,持续时间长,如乙型脑炎病毒。而鼻病毒则因血清型别多,通过感染所建立的免疫对其他型病毒无免疫作用。

3. 易发生抗原变异的病毒感染后只产生短暂免疫力。如流感病毒表面抗原发生变异后,由于人群对变异病毒无免疫力,易引起流感的流行。

第三节　病毒感染的检查与防治原则

病毒性疾病在人类疾病中占有十分重要的地位。病毒是非细胞型微生物,病毒感染性疾病的治疗不同于细菌等其他微生物,正确的病原学诊断不但有助于指导临床治疗,而且可为控制病毒性疾病的流行提供实验室依据。

一、病毒感染的微生物学检查方法

目前常用的病毒感染的微生物学检查程序主要包括标本的采集与送检、病毒的分离鉴定以及病毒感染的诊断。随着分子生物学的发展,不断建立的新型快速诊断方法,极大地提高了病毒性疾病的诊断水平。

（一）标本的采集、保存与送检

病毒感染检查结果的成败关键在于标本的正确采集与合理送检。病毒标本的采集与送检原则与细菌基本相似,但还要特别注意下列原则:

1. 采集急性期标本　用于分离病毒或检测病毒及其核酸的标本应采集患者急性期标本,以提高阳性检出率。

2. 使用抗生素　对本身带有其他微生物(如咽拭子、粪便)或易受污染的标本,进行病毒分离时,应使用抗生素以抑制标本中的细菌或真菌等生长繁殖。

3. 冷藏保存、快速送检　病毒对热敏感,在室温中容易灭活,故标本采集后注意冷藏并尽快送检。如需较长时间运送,应将标本置于冰块或维持低温的材料(如固态二氧化碳、低温凝胶袋等)的保温器内冷藏。病变组织可置含抗生素的50%甘油缓冲盐水中低温保存。不能立即检查的标本,应置于-70℃保存。

4. 采集双份血清　检查病毒特异性抗体,采集血清诊断标本最好应在发病初期和病后2～3周内各取一份血清,以利于动态观察双份血清抗体效价。

(二)病毒感染的分离培养与检查方法

1. 病毒的分离培养　由于病毒只能在活的易感细胞内才能增殖,所以培养病毒必须提供活的细胞,常用方法有动物接种、鸡胚接种和细胞培养等。其中细胞培养是病毒培养最常用的方法,可通过细胞发生的各种病变鉴定病毒的种类。

2. 病毒形态学检查　高浓度病毒颗粒可直接用电子显微镜技术进行观察,低浓度标本样本可用免疫电镜技术观察。光学显微镜下只能观察到体积较大的痘病毒或病毒感染后的细胞病理变化,如包涵体、多核巨细胞等。

3. 病毒成分检测　可采用免疫学标记技术直接检测标本中的病毒蛋白抗原进行早期诊断。也可以采用核酸扩增技术、核酸杂交技术、基因芯片技术、基因测序技术等对病毒核酸进行检测,以达到诊断病毒性感染的目的。

4. 病毒感染的血清学检测　采用血清学方法辅助诊断病毒性疾病,其原理是用已知病毒抗原来检测患者血清中有无相应抗体。遇下列情况时尤需做血清学诊断:①采取标本分离病毒为时已晚;②目前尚无分离此病毒的方法或难以分离的病毒;③为证实所分离病毒的临床意义;④进行血清流行病学调查等。常用中和试验、血凝抑制试验、特异性IgM抗体检测。

综上所述,病毒的分离鉴定、病毒抗原检测、病毒核酸检测技术及血清学试验是病毒性疾病的主要检查手段,具体可根据病毒与所引起疾病的临床特点选择合适的检测方法。

二、病毒感染的防治原则

病毒感染的特异性预防主要是运用适应性免疫的原理,以病毒抗原刺激机体,或给予抗病毒特异性免疫产物(如抗体、细胞因子等),使机体主动产生或被动获得抗病毒的特异性免疫,从而达到预防和治疗病毒感染性疾病的目的。

(一)人工主动免疫常用生物制品

1. 减毒活疫苗　通过毒力变异或人工选择培养将毒株变为减毒株或无毒株,常用的有脊髓灰质炎疫苗、流感疫苗、腮腺炎疫苗、麻疹疫苗、风疹疫苗、乙型脑炎疫苗等。

2. 灭活疫苗 通过理化方法将具有毒力的病毒灭活后制成灭活疫苗,这种疫苗失去了感染性但仍保留抗原性,常用的有狂犬病疫苗、甲型肝炎疫苗、森林脑炎疫苗等。

3. 亚单位疫苗 是指用病毒保护性抗原(如病毒包膜或衣壳的蛋白亚单位)制成的不含有核酸、但能诱发机体产生免疫应答的疫苗,常用的有乙型肝炎血源疫苗。

4. 基因工程疫苗 采用 DNA 重组技术,提取编码病毒保护性抗原基因,将其插入载体,并导入细菌、酵母菌或哺乳动物细胞中表达、纯化后制成的疫苗。

5. 重组载体疫苗 是指将编码病毒抗原的基因转入到载体(通常是减毒的病毒或细菌中)制成的疫苗,痘苗病毒是常用的载体。

(二)人工被动免疫常用生物制品

1. 免疫球蛋白 主要是从正常人血浆中提取的血清丙种球蛋白,可用于对某些病毒性疾病的紧急预防(如麻疹、甲型肝炎)。此外,还有专门针对某一特定病毒的高效价的特异性免疫球蛋白,如抗狂犬病的免疫球蛋白。

2. 细胞免疫制剂 目前临床用于治疗的细胞因子包括 IFN-α、IFN-β 和 IFN-γ、白细胞介素(IL-2、IL-6、IL-12 等)、肿瘤坏死因子(TNF)、集落刺激因子(CSF)等,主要用于某些病毒性疾病和肿瘤的治疗。

(三)病毒感染的药物和生物制剂治疗

病毒为严格活细胞内寄生微生物,抗病毒药物必须进入细胞内才能作用于病毒,且必须对病毒有选择性抑制作用而对宿主细胞或机体无损伤。但病毒的复制过程与宿主细胞的生物合成过程相似,两者很难区分,故很难获得理想的抗病毒药物。目前抗病毒药物的应用有很大的局限性,其主要原因是:①药物靶位均是病毒复制周期中的某一环节,故对不复制的潜伏感染病毒无效;②某些复制突变率高的病毒(如 HIV、甲型流感病毒等),易产生耐药毒株。

1. 抗病毒化学制剂 核苷类化合物是最早用于临床的抗病毒药物,常用的药物有碘苷、阿昔洛韦、阿糖腺苷、拉米夫定、利巴韦林等。

2. 干扰素及干扰素诱生剂 干扰素目前广泛用于乙型肝炎、人类疱疹病毒和乳头瘤病毒等感染的治疗;干扰素诱生剂多聚肌苷酸和多聚胞苷酸是目前最受重视的诱生剂。

3. 中草药 常用的有黄芪、大青叶、板蓝根、金银花、贯众以及甘草和大蒜提取物等均有抑制病毒的作用,对肠道病毒、呼吸道病毒、虫媒病毒、肝炎病毒感染有一定防治作用。

章末小结

　　本章的学习重点是病毒的大小与形态、化学组成与功能、病毒的抵抗力与变异性;病毒感染的常用微生物学检查方法与防治原则。学习难点是病毒的增殖与干扰现象;病毒的感染类型、致病性与免疫性特点。学习相关知识后,能利用病毒学基础知识对常见病毒性疾病进行宣传教育。在学习过程中需要注意病毒与细菌的区别,病毒作为一种非细胞型微生物,要注重从其生物学性状的基本特征方面分析病毒的致病性与免疫性特点。

(刘建红)

 思考与练习

1. 完整的病毒复制周期及过程包括哪些步骤?
2. 病毒感染的主要传播方式有哪些?病毒的感染类型有什么特点?
3. 病毒的致病性有哪些特点?抗病毒免疫和抗细菌免疫有哪些主要的区别点?
4. 常见病毒性疾病的防治原则是什么?
5. 什么是病毒的干扰现象?有何实际意义?干扰素对病毒的作用机制是什么?

第七章 | 常见病毒

07章 数字内容

学习目标

1. 具有良好的职业素养和科学精神,珍爱生命、尊重生命、关爱患者。
2. 掌握常见病毒的生物学特性。
3. 熟悉常见病毒的致病性与免疫性。
4. 了解常见病毒性疾病的防治原则。
5. 学会运用常见病毒相关知识开展健康宣教。

第一节 呼吸道病毒

呼吸道病毒是指由呼吸道侵入,在呼吸道黏膜上皮细胞中增殖,引起呼吸道局部感染或呼吸道以外组织器官病变的病毒。据统计,急性呼吸道感染中 90%~95% 由病毒感染所致。呼吸道感染具有传染性强、传播快、潜伏期短、起病急、可反复感染等特点。

一、流行性感冒病毒

流行性感冒病毒,简称流感病毒,是引起流行性感冒的病原体。流行性感冒是一种急性呼吸道传染病,发病率高,常造成局部流行,曾多次引起世界性大流行。

（一）生物学特性

1. 形态与结构 流感病毒为单股 RNA 有包膜病毒,多呈球形或丝状,直径为 80~120nm,病毒结构从内向外分为三层:①内层是核心,由分节段的 RNA、核蛋白(NP)、RNA 聚合酶组成,核衣壳呈螺旋对称;②中层是基质蛋白(MP),具有维持病毒形态、保护病毒核衣壳等作用;③外层是源于宿主细胞的脂质双层膜,膜上镶嵌有两种糖蛋白刺突,即血凝素(HA)和神经氨酸酶(NA),呈放射状突起,分别与病毒的吸附、释放、扩散等有关。HA 和 NA 构成流感病毒的表面抗原,其抗原结构很不稳定,易发生变异,一个氨基酸的置换就可能改变其抗原性,是划分流感病毒亚型的依据(图7-1)。

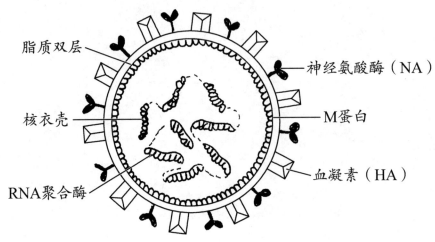

图7-1 甲型流感病毒结构示意图

2. 分型与变异 根据 NP 和 MP 的抗原性的不同,流感病毒被分为甲(A)、乙(B)、丙(C)三型。甲型流感病毒又根据 HA 和 NA 抗原性不同分为若干亚型。迄今发现 HA 有16种抗原,NA 有9种抗原,而乙型、丙型流感病毒至今尚未发现亚型。

甲型流感病毒的 HA 和 NA 极易发生抗原性变异,是流感病毒最突出的生物学特性。自1934年成功分离以来,迄今已经历过多次重大变异(表7-1)。抗原变异的发生,使人体对流感病毒的保护性免疫力缺乏,容易导致流行性感冒的流行。

流感病毒的抗原性变异是一个连续不断由量变到质变的过程,其抗原性变异有两种形式:①变异幅度小,属于量变,称为抗原性漂,即亚型内变异,仅引起中、小规模流行;②变异幅度大,形成新的亚型,属于质变,称为抗原性转变,可形成大流行甚至世界性大流行。

 知识拓展

甲型流感病毒——变异高手

2009年春,发端于墨西哥、美国,后蔓延世界造成世界大流行的"猪流感"疫情,始作俑者是一种新型的流感病毒(世界卫生组织确定为H1N1型流感),该种病毒包含了人流感病毒、北美禽流感病毒和北美、欧洲、亚洲3类猪流感病毒的基因片段,是一个名副其实的"变异"病毒。2013年3月底在上海和安徽两地发现人感染H7N9型禽流感病例,经调查H7N9禽流感病毒基因来自东亚地区野鸟和上海、浙江、江苏鸡群的基因重组。

3. 抵抗力 流感病毒抵抗力弱,耐冷不耐热,56℃ 30分钟即可灭活;室温下病毒传染性很快丧失,在0~4℃能存活数周,-70℃以下可长期保存。对干燥、日光、紫外线以及乙醚、甲醛等化学消毒剂敏感。

(二)致病性与免疫性

1. 致病性　流感病毒易于发生变异,是引起流行性感冒(简称流感)的主要病毒。甲型流感病毒除感染人类以外,还可以感染禽、猪、马等动物;乙型流感病毒可以感染人和猪;而丙型流感病毒只感染人类。流感病毒通常引起呼吸道局部感染,不引起病毒血症;多呈季节性广泛流行。传染源为患者或隐性感染者,感染的动物也可传染人;主要传播途径是病毒经飞沫、气溶胶通过呼吸道在人类传播。人群普遍易感,潜伏期长短取决于侵入病毒数量和机体免疫状态,一般为1~4天。病毒感染呼吸道上皮细胞后,可迅速形成子代病毒并扩散和感染邻近细胞,引起广泛细胞变性,随后患者出现畏寒、头痛、发热、肌痛、乏力、鼻塞、流涕、咽痛及咳嗽等症状。在症状出现的1~2天内,病毒随分泌物大量排出,以后则迅速减少。流感发病率高,但病死率低,死亡病例多见于有细菌性感染等并发症的婴幼儿、老人和慢性病患者等。

2. 免疫性　在流感病毒感染或疫苗接种后,机体可形成特异性免疫应答。呼吸道黏膜局部分泌的sIgA抗体有阻断病毒感染的保护作用,但只能短暂存留几个月。血清中抗HA特异性抗体为中和抗体,有抗毒感染、减轻病情的作用,可持续存在数月至数年。抗NA特异性抗体可以抑制病毒的释放与扩散,但不能中和病毒的感染性。流感病毒特异性CD4$^+$T细胞可以辅助B细胞产生特异性抗体,CD8$^+$T细胞可通过直接作用和溶解病毒感染细胞,发挥交叉抗病毒作用,参与病毒的清除与疾病的恢复。

(三)防治原则

流感的一般预防措施:主要是加强锻炼增强免疫力,流行期间,注意公共卫生和个人卫生,避免人群聚集,必要时戴口罩,保持室内空气流通,公共场所可用乳酸或食醋熏蒸进行空气消毒等。

流感的特异性预防:在流感流行季节之前对人群进行流感疫苗预防接种,可以有效减少感染机会或减轻流感症状,但由于流感病毒的变异,需要选育新流行病毒株及时制备特异性预防疫苗。目前使用的流感疫苗包括全病毒灭活疫苗、裂解疫苗和亚单位疫苗3种。

流感的治疗以对症治疗和预防继发性细菌感染为主。金刚烷胺可抑制甲型流感病毒的穿入与脱壳过程。奥司他韦可以选择性抑制甲型流感病毒的NA活性。干扰素及中药板蓝根、大青叶等有一定疗效。

二、麻 疹 病 毒

麻疹病毒是麻疹的病原体。麻疹是一种传染性很强的急性呼吸道传染病,常见于儿童,以皮丘疹、发热及呼吸道症状为特征,如无并发症,预后良好。我国自20世纪60年代初应用减毒活疫苗以来,麻疹的发病率显著下降。

（一）生物学特性

麻疹病毒为有包膜、核心不分节段的 RNA 病毒,核衣壳呈螺旋对称,病毒包膜表面有血凝素(HA)和溶血素(HL)两种糖蛋白刺突。麻疹病毒抗原性较稳定,只有一个血清型。病毒抵抗力较弱,加热 56℃、日光、紫外线、脂溶剂及一般消毒剂均敏感。

（二）致病性与免疫性

人是麻疹病毒唯一自然储存宿主。麻疹传染源是急性期患者,在患者出疹前 6 天至出疹后 3 天内有传染性,病毒主要通过患儿鼻咽、眼分泌物经飞沫或污染物品传播。麻疹传染性极强,易感者接触后几乎全部发病,潜伏期 10～14 天,易感者主要为 6 个月以上至 5 岁的儿童。麻疹病毒经呼吸道进入机体后,首先在呼吸道黏膜上皮细胞增殖再侵入淋巴结增殖后,入血形成第一次病毒血症,同时病毒在全身淋巴组织中大量增殖后再次入血,形成第二次病毒血症。此时患者出现发热、畏光、眼结膜炎、鼻炎、咳嗽等症状,多数患儿还可在口腔两颊内侧黏膜表面形成特征性的中心灰白、周围红色的柯氏斑(Koplik斑),有助于早期诊断。发病 3 天后,全身出现红色斑丘疹。抵抗力低下者易继发细菌感染,以肺炎最常见,是麻疹患儿死亡的主要原因。最严重的并发症是亚急性硬化性全脑炎(SSPE),属于麻疹病毒急性感染后的迟发感染,表现为大脑功能渐进性衰退,一般在 1～2年内死亡。麻疹愈后可获得终生免疫力,包括体液免疫和细胞免疫。抗体具有中和病毒作用,细胞免疫有很强的免疫保护作用,在麻疹恢复中起主导作用。

（三）防治原则

预防麻疹的主要措施是隔离患者,以及进行人工自动免疫提高儿童免疫力。我国目前主要使用麻疹减毒活疫苗进行免疫接种,也有使用麻疹－腮腺炎－风疹三联疫苗进行免疫接种,显著降低了麻疹的发病率。我国计划免疫程序是初次免疫为 8 月龄,1 年后及学龄前加强免疫。对于部分与麻疹患儿有密切接触,但未注射过疫苗的易感儿童,可在接触后 5 天内注射麻疹恢复期血清或丙种球蛋白进行被动预防,有一定预防效果。患儿治疗以加强护理、对症治疗、预防感染为主。

 护理学而思

患儿,男,1 岁。发热、流涕、咳嗽 3 天就诊。体温 39.5℃,查体:耳后发际处可见红色斑丘疹,疹间皮肤正常,在第一磨牙相对应的颊黏膜处可见灰白色黏膜斑。家属告知:患儿曾接种过麻疹疫苗,但近段时间有与麻疹患者接触史。

请思考:

1. 患儿感染了何种病毒? 该病毒的传播方式是什么?

2. 护士应该怎样对家长进行宣传教育?

三、冠 状 病 毒

冠状病毒属于冠状病毒科冠状病毒属,由于病毒包膜上有向四周伸出的突起,形如花冠而得名,故名冠状病毒。冠状病毒大部分感染动物,目前从人分离出的冠状病毒主要有普通冠状病毒(HCoV-229E、HCoV-OC43、HCoV-NL63 和 HCoV-HKU1)、SARS 冠状病毒(SARS-CoV)、新型冠状病毒(SARS-CoV2)和中东呼吸综合征相关冠状病毒(MERS-CoV)。

(一)普通冠状病毒

1. 生物学特性　冠状病毒直径 80～160nm,包膜表面有多形性花冠状突起,病毒基因组为分节段的单股正链 RNA 病毒,是目前基因组最大的 RNA 病毒。冠状病毒的核衣壳呈螺旋对称,外被有 20nm 的长管状或纤维状刺突的包膜。病毒分别编码核蛋白(N)、包含基质蛋白的膜蛋白(M)、包膜蛋白(E)与包膜表面的刺突糖蛋白(S)以及 RNA 聚合酶。冠状病毒对紫外线和热敏感,37℃数小时便失去感染性,对脂溶剂、紫外线、酸及一般消毒剂均敏感,乙醚、75% 乙醇、含氯消毒剂、过氧乙酸和氯仿等脂溶剂均可有效灭活病毒,氯己定不能有效灭活病毒。

2. 致病性与免疫性　普通冠状病毒可感染各年龄阶段人群,主要感染成人或较大儿童,引起普通感冒和咽峡炎,某些毒株还可引起成人腹泻或胃肠炎。

(二)SARS 冠状病毒

SARS 冠状病毒(SARS-CoV)的形态与普通冠状病毒相似,形状不规则,有包膜(图 7-2)。对热的抵抗力较普通冠状病毒强,56℃ 30 分钟可被灭活,在粪便和尿中可存活 1～2 天,对脂溶剂、酸、普通消毒剂敏感。

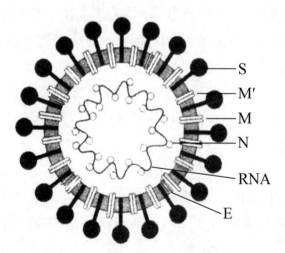

图 7-2　SARS 冠状病毒模式图

N. 衣壳蛋白;M、M′. 跨膜蛋白;S. 刺突糖蛋白;E. 包膜蛋白。

SARS 冠状病毒可引起严重急性呼吸综合征(SARS),SARS 的传染源主要是患者,传播途径以近距离飞沫传播为主,也可通过接触患者的呼吸道分泌物、消化道排泄物或其他体液而传播。主要在冬春季节流行,人群普遍易感,患者家庭成员和医护人员等密切接触者是本病高危人群。临床以发热为首发症状,体温高于38℃,可伴有头痛、乏力、关节痛等,继而出现干咳、胸闷气短等症状,严重者出现呼吸困难和低氧血症、休克、DIC等,病死率高。胸部X线检查可见肺部双侧或单侧出现明显阴影。大多数SARS患者能够治愈,WHO报告病死率为14%,40岁以上或已有糖尿病、冠心病、肺气肿等原发性疾病患者,更易造成死亡。病后免疫力不强,再感染仍可发生。

预防SARS主要是严密隔离患者,严格消毒,注意个人卫生,切断传播途径,加强锻炼提高机体免疫力,流行期间应尽量避免集会,公共场所保持空气畅通。目前尚无疫苗用于特异性预防,治疗主要采取支持疗法和对症治疗。

(三)2019新型冠状病毒

1. 生物学特性　2019新型冠状病毒(SARS-CoV2)属于β属的冠状病毒,病毒直径60~140nm,形态与普通冠状病毒相似。新型冠状病毒对紫外线和热敏感,56℃ 30分钟可失去感染性,乙醚、75%乙醇、含氯消毒剂、过氧乙酸和氯仿等脂溶剂均可有效灭活病毒,氯己定不能有效灭活病毒。需要注意的是,病毒在室温24℃条件下在尿液里可存活30天,在腹泻患者的痰液和粪便里能存活5天以上,在塑料、玻璃、金属、布料、复印纸等多种物体表面均可存活2~3天。

2. 致病性与免疫性　2019新型冠状病毒主要引起新型冠状病毒肺炎(简称新冠肺炎,COVID-19),人群对SARS-CoV2普遍易感。其传染源主要是患者和无症状感染者,病毒在潜伏期即有传染性,发病后5天内传染性较强。主要传播途径是呼吸道飞沫和密切接触,接触病毒污染的物品也可造成感染。由于在粪便、尿液中可分离到新型冠状病毒,应注意对环境污染造成接触传播或气溶胶传播。病毒潜伏期1~14天,多为3~7天。以发热、干咳、乏力为主要表现,部分患者以嗅觉、味觉减退或丧失等为首发症状,少数患者伴有鼻塞、流涕、咽痛、结膜炎、肌痛和腹泻等症状。重症患者多在发病1周后出现呼吸困难和/或低氧血症,严重者可快速进展为急性呼吸窘迫综合征、脓毒症休克、难以纠正的代谢性酸中毒和出、凝血功能障碍及多器官功能衰竭等。极少数患者还可有中枢神经系统受累及肢端缺血性坏死等表现。病毒感染后或接种新型冠状病毒疫苗后可获得一定的免疫力,但持续时间尚不明确。

3. 微生物学检查

(1)病原学检查:采用RT-PCR和/或NGS方法在鼻咽拭子、痰和其他下呼吸道分泌物、血液、粪便、尿液等标本中可检测出新型冠状病毒核酸。检测下呼吸道标本(痰或气道抽取物)更加准确。

(2)血清学检查:新型冠状病毒特异性IgM抗体、IgG抗体阳性,发病1周内阳性率均较低。

4. 防治原则　预防新型冠状病毒感染主要是隔离患者,切断传播途径,保持良好的个人及环境卫生,加强锻炼提高人群免疫力,流行期间避免聚集,公共场所保持空气流通。

特异性预防措施主要是注射新型冠状病毒肺炎的疫苗。

四、其他呼吸道病毒

其他常见呼吸道病毒的主要特征见表7-1。

表7-1　其他常见呼吸道病毒的主要特征

病毒名称	归属	所致疾病	免疫性	特异性预防
流行性腮腺炎病毒	副黏病毒科	流行性腮腺炎	感染后可获得牢固免疫力	接种减毒活疫苗或者麻疹-流行性腮腺炎-风疹三联疫苗
风疹病毒	披膜病毒科	普通风疹、先天性风疹综合征	感染后可获牢固的免疫力	风疹减毒活疫苗
鼻病毒	小RNA病毒科	成人普通人感冒、儿童上呼吸道感染和支气管炎	感染后所获免疫力不牢固	无疫苗
腺病毒	腺病毒科	婴幼儿肺炎、婴幼儿上呼吸道感染	感染后同型可获牢固免疫力	无疫苗

（刘建红）

第二节　肠道病毒

肠道病毒是指经消化道感染和传播、能在肠道中复制、并引起人类相关疾病的胃肠道感染病毒。其种类繁多,主要包括脊髓灰质炎病毒、柯萨奇病毒、埃可病毒、新型肠道病毒等。

肠道病毒具有以下共同特征:病毒颗粒呈球形,直径24~30nm,无包膜,衣壳为二十面体立体对称,核酸为单股RNA;在易感细胞中增殖后迅速产生细胞病变;对理化因素的抵抗力较强,耐酸、乙醚、胆汁等,污水或粪便中可存活数月;主要经粪-口途径传播,以隐性感染多见,病毒在肠道中增殖,却引起多种肠道外感染性疾病。

 知识拓展

一生只做一件事

1955年,全国多地暴发脊髓灰质炎疫情,因病致残的儿童每年多达数万名。1957年,

31 岁的顾方舟临危受命,开始进行脊髓灰质炎研究工作。次年,顾方舟在我国首次分离出脊髓灰质炎病毒,之后又成功研制了糖丸活疫苗。在临床试验阶段,顾方舟本人及其长子以身试药,与全家人在云南的山沟里生活了 7 年,研制出的减毒活疫苗,使无数的儿童免于致残。2001 年 10 月,WHO 宣布中国成为消灭脊髓灰质炎的国家,这是继全球消灭天花之后,世界公共卫生史上的又一重大成就。顾方舟把毕生精力都投入到消灭脊髓灰质炎的战斗中,为我国消灭脊髓灰质炎的伟大工程作出重要贡献。

一、脊髓灰质炎病毒

脊髓灰质炎病毒是脊髓灰质炎(曾称小儿麻痹症)的病原体,分为 Ⅰ、Ⅱ、Ⅲ 三个血清型,各型间无交叉免疫反应,85% 左右的脊髓灰质炎患者均由 Ⅰ 型病毒引起。传染源为患者或无症状带毒者,主要通过粪 – 口途径传播。夏秋季是主要流行季节,多数人呈隐性感染,5 岁以下儿童易感。

脊髓灰质炎病毒经口侵入人体后,先在咽喉部和肠道淋巴组织中增殖,90% 为隐性感染,不出现症状或仅有轻微发热、咽痛、腹部不适等。仅少数感染者,增殖的病毒入血,形成第一次病毒血症,出现发热、头痛、乏力、咽痛或呕吐等症状;病毒经血流扩散至全身淋巴细胞或其他易感的非神经组织中,再次增殖后大量入血引起第二次病毒血症,导致全身症状加重。其中 0.1%～0.2% 患者,病毒可侵入中枢神经系统,感染脊髓前角运动神经元、脑干和脑膜组织等,轻者引起以下肢多见的暂时性肌肉麻痹;重者可造成肢体瘫痪、残疾,极个别发生延髓麻痹,导致呼吸、循环功能衰竭而死亡。

人体感染脊髓灰质炎病毒后,患者可获得长期、牢固的型特异性免疫。

疫苗接种是预防脊髓灰质炎的有效措施,我国目前实行 2 个月龄开始连服三次口服脊髓灰质炎减毒活疫苗(OPV),每次间隔 1 个月;4 岁时加强一次的免疫程序,可形成持久免疫力。对与患儿有过密切接触的易感者,可注射丙种球蛋白进行被动免疫,以预防疾病的发生或减轻症状。

二、其他肠道病毒

柯萨奇病毒、埃可病毒、新型肠道病毒的感染与脊髓灰质炎病毒相似,以侵犯中枢神经系统为主,很少出现消化道症状,幼儿多发(表 7-2)。

表 7-2 其他肠道病毒

病毒名称	所致疾病	防治原则
柯萨奇病毒	无菌性脑炎、疱疹性咽峡炎、手足口病、流行性胸痛、心肌炎、类脊髓灰质炎、普通感冒等	目前尚无理想疫苗

病毒名称	所致疾病	防治原则
埃可病毒	无菌性脑炎、麻痹、腹泻、皮疹、普通感冒等	目前尚无理想疫苗
新型肠道病毒	急性出血性结膜炎、手足口病、脑膜炎及小儿肺炎和支气管炎	

（杨全凤）

第三节　肝炎病毒

肝炎病毒是指一类主要侵犯肝脏并引起病毒性肝炎的病毒，主要包括甲型、乙型、丙型、丁型及戊型肝炎病毒。病毒性肝炎是危害人类健康最严重的疾病之一，各型肝炎病毒引起的临床表现基本相似。

一、甲型肝炎病毒

（一）生物学特性

甲型肝炎病毒（hepatitis A virus，HAV）颗粒呈球形，直径 27～32nm，核心为单正链RNA，核衣壳为二十面体立体对称，无包膜。HAV 仅有一个血清型。HAV 对理化因素的抵抗力较强，耐热、耐酸、耐碱、耐乙醚，60℃ 12 小时不能完全灭活，加热 100℃ 5 分钟、70% 乙醇处理 30 分钟可被灭活，对紫外线、氯及甲醛敏感。在淡水、海水、泥沙和毛蚶等水生贝类中可存活数天至数月。

（二）致病性与免疫性

HAV 是甲型肝炎（简称甲肝）的病原体。传染源是患者或隐性感染者，主要由粪－口途径传播。病毒随粪便排出后，可污染水源或食物、用具等，引起散发流行或暴发流行，传染性极强。病毒侵入机体后，先在口咽部或唾液腺中初步增殖，然后到达肠黏膜及局部淋巴组织内增殖，并侵入血流形成病毒血症，最终侵犯靶器官肝脏而致病。患者可有全身不适、乏力、发热、厌食、厌油、恶心、呕吐、肝脾大、血清丙氨酸转氨酶（ALT）升高、皮肤及巩膜黄染等症状。一般情况下，病程持续 3～4 周，预后良好。

HAV 引起肝细胞损伤的机制尚不十分清楚，目前认为 HAV 在肝细胞内增殖缓慢，一般不直接造成肝细胞明显的损害，其致病机制主要是免疫病理损伤。人对 HAV 普遍易感，但多为隐性感染。HAV 的显性感染或隐性感染均可诱导机体产生持久的免疫力，病后体内产生抗－HAV IgG，对病毒再感染有保护作用。

目前常用 ELISA 法检测患者血清中抗－HAV IgM 和 IgG，一般不做病原体的分离培养。

（三）防治原则

做好卫生宣传教育,加强饮食、粪便、水源管理,严格消毒患者排泄物、食具、物品和衣物床单等。接种灭活或减毒疫苗进行有效预防。对有接触史的儿童及高危人群,尽早注射丙种球蛋白或胎盘球蛋白进行紧急预防。目前尚无有效的抗病毒药物用于甲型肝炎的治疗,临床上以对症治疗及支持疗法为主。

二、乙型肝炎病毒

乙型肝炎病毒(hepatitis B virus,HBV)是乙型肝炎的病原体。HBV 感染是世界性的公共卫生问题,全球 HBV 携带者高达 3.7 亿人。我国是乙型肝炎的高流行区,人群 HBV 携带率约为 7.18%。临床症状可表现为重症肝炎、急性肝炎、慢性肝炎或无症状携带者,部分慢性肝炎可转变为肝硬化或肝癌。

（一）生物学特性

1. 形态与结构　HBV 感染者的血清中有三种不同形态的颗粒(图 7-3)。

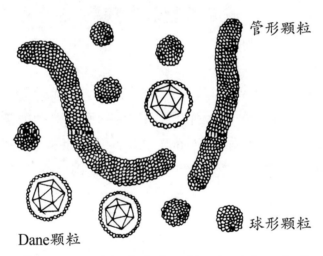

图 7-3　乙型肝炎病毒三种颗粒形态示意图

（1）大球形颗粒(Dane 颗粒):是完整的乙肝病毒颗粒,具有传染性。呈球形,直径 42nm,具双层衣壳。外衣壳相当于一般病毒的包膜,含有乙型肝炎病毒表面抗原(HBsAg)。内衣壳呈二十面体立体对称,含有乙型肝炎病毒核心抗原(HBcAg)和乙型肝炎病毒 e 抗原(HBeAg)。核心含有 DNA 和 DNA 聚合酶。

（2）小球形颗粒:为中空颗粒,直径约为 22nm,是病毒合成过程中过剩的外衣壳,含有 HBsAg,是不完整的病毒颗粒,无传染性。

（3）管形颗粒:由小球形颗粒串联而成。

2. 抗原成分

（1）表面抗原(HBsAg):存在于上述三种颗粒中,是 HBV 感染的重要标志,也是筛选献血员的必检指标。HBsAg 能刺激机体产生抗 -HBs,该抗体为特异性中和抗体,能防御

HBV 感染,对机体有保护作用。

（2）核心抗原（HBcAg）：存在于 Dane 颗粒内衣壳上及受感染肝细胞中,其外被 HBsAg 所覆盖,一般不游离于血液循环中,不易在血清中检出。HBcAg 能刺激机体产生抗 –HBc,为非保护性抗体。抗 –HBc IgM 阳性,提示 HBV 处于复制状态。

（3）e 抗原（HBeAg）：存在于病毒核心结构的表面,只有当 HBV 裂解时,方可游离释放入血,为 HBV 复制及血清具有传染性的指标之一。HBeAg 能刺激机体产生抗 –HBe,该抗体对 HBV 感染有一定保护作用。

3. 抵抗力　抵抗力较强,对低温、干燥、紫外线、70% 乙醇均有耐受性。高压蒸汽灭菌法、0.5% 过氧乙酸、3% 漂白粉溶液、5% 次氯酸钠等可灭活病毒。

（二）致病性与免疫性

1. 传染源　HBV 是乙型肝炎（简称乙肝）的病原体,传染源主要是患者和无症状病毒携带者,在疾病的潜伏期、急性期与慢性活动期,患者的血液和唾液、乳汁、阴道分泌物、精液等多种体液均有传染性。

2. 传播途径　传播途径多样,主要有：①血液传播（输血、血液透析、器官移植等）；②母婴传播；③密切接触传播（性接触及其他密切接触）；④医源性传播（未严格消毒或未严格无菌操作）。

3. 致病与免疫机制　乙型肝炎潜伏期为 30～160 天,临床表现呈多样性,可表现为无症状、急性肝炎、慢性肝炎、重症肝炎等,乙型肝炎比甲型肝炎危害大,易转为慢性肝炎,部分可演变为肝硬化、甚至原发性肝癌。HBV 对肝细胞的致病机制迄今尚未完全清楚,通常 HBV 不会对肝细胞造成直接损伤,可能由于机体的免疫病理反应间接导致了肝细胞的损伤,其损伤范围和程度取决于病毒的数量、毒力及机体的免疫应答状况。病后机体对同型病毒可产生免疫力,干扰素、NK 细胞、杀伤性 T 细胞对细胞内 HBV 可发挥重要免疫作用。

（三）抗原抗体检查

乙型肝炎最常用的血清学检查法为 ELISA 法,通过检测患者血清中的 HBV 抗原 –抗体系统,综合分析协助临床诊断（表 7-3）。

表 7-3　HBV 抗原 – 抗体检测结果的临床分析

HBsAg	HBeAg	抗 –HBs	抗 –HBe	抗 –HBc	结果分析
+	–	–	–	–	HBV 感染者或无症状携带者
+	+	–	–	–	急性或慢性乙型肝炎,或无症状携带者
+	+	–	–	+	急性或慢性肝炎（传染性强,"大三阳"）
+	–	–	+	+	急性感染趋向恢复或慢性肝炎（"小三阳"）

HBsAg	HBeAg	抗-HBs	抗-HBe	抗-HBc	结果分析
−	−	+	+	−/+	感染恢复期
−	−	+	−	−	既往感染或接种过疫苗,有免疫力
−	−	−	−	+	既往感染

(四)防治原则

严格筛选供血人员,确保血源合格安全。医疗器械、患者的血液、分泌物、排泄物、用具等均须严格消毒,隔离患者,提倡使用一次性注射器,防止医源性传播。接种乙型肝炎疫苗是预防乙型肝炎最有效的方法,新生儿接种可有效地阻断垂直传播。对 HBsAg 阳性的配偶、医护人员、血液透析者等高危人群,注射乙肝疫苗可有效地降低 HBV 的感染率。对有接触史的易感者,可用含高效价抗-HBs 的免疫球蛋白进行紧急预防或阻断垂直传播。

目前仍缺乏特效药物用于乙型肝炎的治疗,一般采用广谱抗病毒药物,辅以中草药和干扰素等调节机体免疫功能的药物进行综合治疗。

三、其他肝炎病毒

丙型、丁型、戊型肝炎病毒所致疾病与防治原则见表7-4。

表7-4 各种肝炎病毒的重要特性

重要特性	HAV	HBV	HCV	HDV	HEV
命名年代	1973	1963	1989	1977	1989
核酸类型	RNA	DNA	RNA	RNA 缺陷病毒,与 HBV 伴随感染	RNA
传播途径	粪-口途径	血液、垂直传播	同 HBV	同 HBV	同 HAV
主要疾病	急性甲型肝炎	急、慢性乙型肝炎,重型肝炎,肝硬化	急、慢性丙型肝炎,重型肝炎,肝硬化	急、慢性丁型肝炎,重症肝炎,肝硬化	急性戊型肝炎
致癌性	否	是	是	是	否
疫苗	有	有	无	无	无

第四节 人类免疫缺陷病毒

人类免疫缺陷病毒（human immunodeficiency virus，HIV）是获得性免疫缺陷综合征（AIDS，简称艾滋病）的病原体。HIV 于 1983 年分离成功。目前 AIDS 已成为全球最重要的公共卫生问题之一。

知识拓展

世界艾滋病日

WHO 于 1988 年 1 月将每年的 12 月 1 日定为"世界艾滋病日"，号召世界各国和国际组织在这一天举办相关活动，宣传普及预防艾滋病的知识，提高人们对艾滋病防控的认识。世界艾滋病日的标志是红丝带，意喻全世界人民像一条丝带，紧密联系在一起，共同抗击艾滋病；它象征着我们对艾滋病患者和感染者的关心与支持；象征着我们对生命的热爱和对和平的渴望；象征着我们要用"爱心"来参与预防艾滋病的工作。艾滋病具有传播迅速、发病缓慢、病死率高的特点，关爱艾滋病患者是医务工作者义不容辞的责任。

（一）生物学特性

1. 形态结构　HIV 呈球形，直径为 100～120nm。内部呈圆锥形，核心含两条相同单股 RNA，衣壳呈二十面体立体对称，有包膜，包膜上镶嵌有 gp120 和 gp41 两种特异性糖蛋白刺突，gp120 与 HIV 的特异吸附、穿入有关（图 7-4）。HIV 的糖蛋白极易变异，使其容易逃避免疫系统的识别清除，因此 HIV 疫苗研制困难。

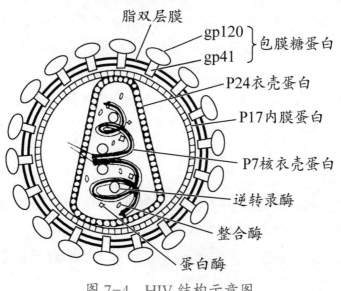

图 7-4　HIV 结构示意图

2. 抵抗力 HIV 对理化因素抵抗力较弱,对热、化学消毒剂较敏感。0.5% 次氯酸钠、5% 甲醛、2% 戊二醛、0.5% 过氧乙酸、70% 乙醇等消毒剂室温消毒 10～30 分钟即可灭活病毒,高压灭菌 121℃ 20 分钟、煮沸 100℃ 20 分钟亦可灭活。冻干血液制品须经 68℃ 72 小时才能达到灭活病毒目的。HIV 对紫外线有较强的抵抗力。

（二）致病性与免疫性

1. 传染源和传播途径 AIDS 的传染源是 AIDS 患者和 HIV 无症状携带者,HIV 主要存在于血清、精液、阴道分泌物、乳汁等体液中。HIV 主要传播途径包括:

（1）性传播:是 HIV 的主要传播方式,包括同性或异性间的性接触。

（2）血液传播:输入带有 HIV 的血液或血制品、器官或骨髓移植、人工授精、使用污染的注射器、针头、手术器械等,静脉药瘾者是高危人群。

（3）垂直传播:HIV 可通过胎盘、产道、哺乳等母婴途径传播,其中经胎盘感染胎儿最为常见。

2. 致病过程 AIDS 的潜伏期长,自 HIV 感染到发病可长达 10 年之久,病毒感染过程分为急性感染期、无症状潜伏期、AIDS 相关综合征期、免疫缺损期四个阶段。

（1）急性感染期:HIV 侵入机体后选择性地攻击 $CD4^+T$ 细胞、单核－巨噬细胞等,5～7 天内感染者出现发热、头痛、乏力、咽痛、腹泻等类似流感的非特异性症状,2～3 周后症状自行消退。

（2）无症状潜伏期:病毒潜伏于淋巴细胞内以较低水平增殖形成慢性或持续感染状态,血液中检测不到病毒,患者一般无临床症状。当机体受到某些因素（如细菌感染）激发,使潜伏的病毒大量增殖,引起 $CD4^+T$ 细胞、单核－巨噬细胞大量死亡、功能受损。

（3）AIDS 相关综合征期:机体免疫系统进行性损伤,出现低热、盗汗、全身倦怠、慢性腹泻及全身持续性淋巴结肿大等,症状逐渐加重。

（4）免疫缺损期:典型 AIDS 期,$CD4^+T$ 细胞数量明显下降,免疫严重缺损,合并细菌、病毒、真菌、原虫等各种机会感染和恶性肿瘤,许多患者还会出现 AIDS 痴呆综合征等神经系统疾患。一旦发病,病死率极高,未经治疗者通常在临床症状出现后 2 年内死亡。

3. 免疫性 HIV 感染后,诱导机体产生的体液免疫和细胞免疫,对机体都有一定的保护作用。但 HIV 感染 $CD4^+T$ 细胞,引起细胞免疫应答障碍,加之病毒抗原高度变异逃逸免疫清除,因此 HIV 感染者的特异性免疫应答难以终止疾病的进程,其终生携带病毒。

（三）防治原则

综合性预防措施包括:加强卫生宣教工作,普及 AIDS 预防知识,增强自我保护意识;建立监测机构,加强国境检疫;加强血制品、捐献器官等的 HIV 检测与管理,严格筛选供血人员;杜绝吸毒、性滥交,阻断垂直传播;严格医疗器械的消毒灭菌,推广一次性注射器,防止医源性感染。

治疗 HIV 感染的药物主要有 3 类:逆转录酶抑制剂、病毒蛋白酶抑制剂、病毒入胞抑制剂。为防止耐药性产生,常使用多种药物综合治疗,称为高效抗逆转录病毒治疗(俗称"鸡尾酒"疗法)。目前尚无有效的 HIV 疫苗,多种疫苗正处于研发中。

(杨全凤)

第五节 其 他 病 毒

一、狂犬病病毒

狂犬病病毒是人和动物狂犬病的病原体。狂犬病又称恐水症,为人畜共患传染病,病死率极高,是一种对人体健康危害较大的致死性传染病。

(一)生物学特性

狂犬病病毒呈子弹状,大小为(130～300)nm×(60～85)nm,为 RNA 型病毒,中心为螺旋对称型衣壳、外层有包膜(图7-5)。狂犬病病毒可以在多种家畜或宠物(如犬、猫等)及野生动物(如狼、狐狸等)中自然感染与传播;在易感动物或人的中枢神经细胞(以大脑海马回的锥体细胞为主)胞质内增殖时,形成嗜酸性、圆形或椭圆形的包涵体,称为内基小体,具有诊断价值(图7-6)。狂犬病病毒对热、紫外线、日光、干燥的抵抗力弱,酸、碱、脂溶剂、肥皂水、去垢剂等有灭活病毒作用。

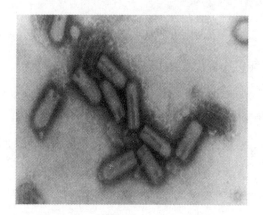

图 7-5 狂犬病病毒

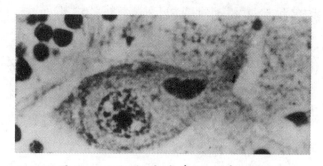

图 7-6 狂犬病病毒的内基小体

(二)致病性

狂犬病属自然疫源性疾病,传染源主要是病犬,其次是家猫和狼。动物间的狂犬病主要是通过患病动物咬伤健康动物而传播,人患狂犬病主要是通过被患病动物咬伤、抓伤或密切接触所致。

在动物发病前5天,人被咬伤后其唾液中的病毒经伤口进入体内,先在肌纤维细胞增殖,进而随血或沿神经末梢上行至中枢神经系统,在神经细胞内增殖并引起中枢神经系统病理性损伤,然后病毒又沿传出神经扩散至唾液腺及其他组织。狂犬病潜伏期通常为3～8周,短者10天,长者可达数月或数年。发病早期症状为咬伤部位有蚁行感、痛感,继而出现发热、头痛、焦虑、流涎等。发作期典型的临床表现为神经兴奋性增高，躁动不安，吞咽或饮水时喉头肌肉发生痉挛，甚至闻水声或其他轻微刺激均可引起痉挛发作，故又称恐水症。兴奋期典型症状持续3～5天后，转入麻痹期，最后因昏迷、呼吸循环衰竭而死亡。病死率几乎达100%。

（三）防治原则

本病病死率极高，预防是关键。主要预防措施有：捕杀野犬，加强家犬管理，注射犬用疫苗；人被病犬咬伤后，应立即用清水、3%～5%肥皂水、0.1%苯扎溴铵等反复冲洗伤口，再用75%乙醇或碘伏涂擦消毒；用高效价抗狂犬病病毒免疫血清做伤口周围与底部浸润注射；及时接种狂犬疫苗，于伤后第1、3、7、14、28天各肌内注射1ml。

二、流行性乙型脑炎病毒

流行性乙型脑炎病毒简称乙脑病毒，是流行性乙型脑炎（简称乙脑）的病原体。

（一）生物学特性

乙脑病毒呈球形，直径45～50nm，核心为单股RNA，核衣壳呈二十面体立体对称，有包膜，包膜上有刺突。乙脑病毒抗原性稳定，只有1个血清型。乙脑病毒抵抗力弱，对热、乙醚、丙酮等脂溶剂及常用消毒剂均敏感，56℃30分钟可灭活。

（二）致病性与免疫性

流行性乙型脑炎的传染源主要为携带病毒的猪、牛、羊、马、驴、鸡、鸭、鹅等家畜、家禽和各种鸟类。动物感染后有短暂的病毒血症，无明显症状，但幼猪的病毒血症时期较长，是本病毒的主要储存宿主和传染源，患者不是主要的传染源。传播途径主要以蚊虫作为传播媒介，通过带病毒蚊虫叮咬人体而传播，病毒在动物—蚊—动物中形成自然循环，若带病毒的蚊虫叮咬易感人群，则可引起人体感染。

人群对乙脑病毒普遍易感，但多数表现为隐性感染，少数表现出中枢神经系统症状，导致脑炎。乙脑病毒进入人体后，首先在局部的毛细血管内皮细胞及淋巴结增殖，继而病毒入血，形成第一次病毒血症；病毒随血流播散至肝、脾等处的单核－巨噬细胞内进一步增殖，并再次大量入血，形成第二次病毒血症。临床表现为发热、头痛、畏寒等流感样症状，绝大多数感染者不再继续发展。仅有极少数患者，病毒可突破血脑屏障进入脑组织增殖，引起脑组织病变，出现高热、头痛、昏迷、惊厥等中枢神经系统症状，病死率较高。5%～20%的幸存者可遗留智力障碍、失语、痴呆、失明、耳聋、瘫痪等后遗症。

机体的天然防御功能及获得性免疫在对抗乙脑病毒致病中发挥重要作用。乙脑病后或隐性感染后可获得持久免疫力。

（三）防治原则

预防乙型脑炎的关键措施包括疫苗接种、防蚊灭蚊和动物宿主管理。目前，对乙型脑炎尚无特效治疗方法。

三、其他虫媒病毒

除乙型脑炎病毒外,其他常见的虫媒病毒有森林脑炎病毒、登革热病毒,其传播媒介、流行特点、致病性及预防原则见表7-5。

表7-5 其他虫媒病毒的致病性与防治原则

致病特点	森林脑炎病毒	登革热病毒
传播媒介	硬蜱	伊蚊
流行季节	春夏季	夏季
主要流行区	俄罗斯、东欧、北欧、我国东北及西北林区	热带、亚热带,我国广东、海南、广西等地
致病性	森林脑炎。蝙蝠及啮齿类动物为储存宿主,当蜱叮咬人时引起感染,出现高热、头痛、昏睡、外周神经弛缓性麻痹等症状	登革热。人和灵长类动物为主要储存宿主,病毒在人—蚊—人之间循环,出现高热、头痛、皮疹、肌肉和关节疼痛等,严重为登革出血热、登革休克综合征
预防原则	防蜱、灭蜱,用灭活疫苗预防效果较好	防蚊、灭蚊

四、疱 疹 病 毒

疱疹病毒是一类中等大小、结构相似、有包膜的 DNA 病毒。引起人类疾病的疱疹病毒主要有单纯疱疹病毒、水痘－带状疱疹病毒、巨细胞病毒、EB 病毒,其致病性及预防原则见表7-6。

表7-6 疱疹病毒的致病性与防治原则

病毒种类	传染途径	所致疾病	潜伏感染部位	预防原则
单纯疱疹病毒Ⅰ型(HSV-1)	直接密切接触、呼吸道、垂直感染	疱疹性齿龈口腔炎、唇疱疹、角膜炎、胎儿畸形等	三叉神经节和颈上神经节	阿昔洛韦、脱氧鸟苷、干扰素
单纯疱疹病毒Ⅱ型(HSV-2)	性接触	生殖器疱疹、新生儿疱疹	骶神经节	同上

病毒种类	传染途径	所致疾病	潜伏感染部位	预防原则
水痘-带状疱疹病毒（VZV）	呼吸道、直接接触	原发：儿童水痘，多分布于躯干皮肤，出现斑丘疹、水疱疹 再发：带状疱疹（沿神经走向分布，呈带状）	脊髓后根神经节或脑神经的感觉神经节	减毒活疫苗、阿昔洛韦、阿糖腺苷、干扰素
EB病毒（EBV）	唾液、血液	传染性单核细胞增多症，与非洲儿童淋巴瘤、鼻咽癌相关	B细胞	阿昔洛韦、干扰素
巨细胞病毒（CMV）	垂直传播、接触、呼吸道、输血等	巨细胞包涵体病，输血后传染性单核细胞增多症和肝炎、先天性畸形	腮腺、乳腺、肾、白细胞或其他腺体	尚无安全疫苗，用阿昔洛韦和免疫球蛋白联合治疗

五、出血热病毒

出血热可由多种不同的病毒引起，疾病的特征以发热、出血、低血压为主要临床症状。我国已发现的有汉坦病毒、新疆出血热病毒和登革热病毒。汉坦病毒、新疆出血热病毒所致疾病及其防治原则见表7-7。

表7-7　汉坦病毒、新疆出血热病毒所致疾病与防治原则

病毒	所致疾病	预防原则
汉坦病毒	流行性出血热。表现为高热、出血和肾损害。常伴有"三痛"（头痛、眼眶痛、腰痛）及"三红"（面、颈、上胸部潮红），眼结膜、咽部及软腭、腋下、前胸处有出血点。临床可分为发热期、低血压休克期、少尿期、多尿期和恢复期。某些血清型引起汉坦病毒肺综合征，表现为发热、肌痛、缺氧和急性进行性呼吸衰竭，病死率较高	灭鼠、防鼠是预防的关键，我国研制的灭活疫苗已取得良好效果。治疗主要是及时对症治疗与支持疗法

病毒	所致疾病	预防原则
新疆出血热病毒	新疆出血热。该病是荒漠牧场的自然疫源性疾病。传播媒介为亚洲璃眼蜱。临床表现为发热、全身疼痛、中毒症状和出血、无肾损害	防蜱叮咬,进入荒漠牧场或林区应扎紧袖口和领口,穿长筒袜,戴帽子和手套。我国已研制灭活疫苗,免疫效果较好

六、轮状病毒

轮状病毒呈球形,直径 60~80nm,为 RNA 型病毒,有双层衣壳,呈二十面体立体对称,无包膜。负染后电镜下观察,病毒外形呈车轮状,轮状病毒形态见图 7-7。病毒对理化因素的抵抗力较强,耐酸、碱、乙醚、三氯甲烷、反复冻融,在粪便中可存活数天到数周,55℃ 30 分钟可被灭活。

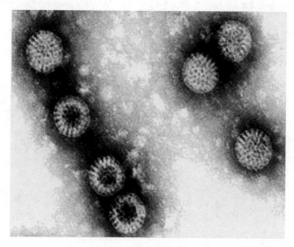

图 7-7　轮状病毒形态图

轮状病毒是 6 个月至 2 岁婴幼儿严重胃肠炎的主要病原体。传染源是患者和无症状病毒携带者,主要经粪－口途径传播,多发于秋冬季。潜伏期 1~2 天,病毒侵入人体后,在肠黏膜细胞中增殖,引起细胞病变、功能障碍,临床上可表现为突发水样腹泻、呕吐、发热、水和电解质丢失。该病一般为自限性,可完全恢复。少数严重者因脱水、酸中毒而致死亡,是婴幼儿死亡的主要原因之一。病后肠道 sIgA 起主要保护作用,但由于轮状病毒型别多,故易重复感染。

控制传染源,切断传播途径可控制疾病的流行,其中消毒污染物品和加强洗手环节是重要措施。治疗以对症、支持治疗为主,如及时输液,纠正电解质紊乱,防止脱水及酸中毒发生,以降低婴幼儿的病死率。特异性疫苗正在研制中。

本章小结

　　本章的学习重点是流行性感冒病毒、麻疹病毒、冠状病毒、脊髓灰质炎病毒、甲型和乙型肝炎病毒、人类免疫缺陷病毒、狂犬病病毒、流行性乙型脑炎病毒、虫媒病毒、疱疹病毒、出血热病毒、轮状病毒的主要生物学特性、致病性与免疫性及防治原则。学习难点是常见病毒的致病性与免疫性,能够针对常见病毒性疾病制定预防措施并进行宣传教育。学习过程中要注重归纳每类病毒的主要生物学性状,注重从每类病毒的共性和特点方面分析和归纳病毒的致病性与免疫性特点,学会利用病毒相关知识制定常见病毒性疾病的防治原则,不断提高分析问题和解决问题的能力。

（杨全凤）

 思考与练习

1. 呼吸道病毒性疾病有哪些流行特征?
2. 脊髓灰质炎病毒侵入机体的途径是什么? 如何预防脊髓灰质炎?
3. HBV 抗原抗体血清学标志主要有哪些? 有什么临床意义?
4. 预防和控制 HIV 传播的主要措施有哪些?
5. 人被犬、猫等动物咬伤后应如何处理?

第八章 | 其他微生物

08章 数字内容

学习目标

1. 具有求真务实、积极探索的科学精神,养成爱岗敬业、甘于奉献的职业品格。
2. 掌握支原体、衣原体、立克次体、螺旋体、真菌的概念。
3. 熟悉其他微生物的生物学特点及致病性。
4. 了解其他微生物所致疾病的防治原则及放线菌的医学意义。
5. 学会运用所学知识开展其他微生物所致疾病的防治、护理和开展健康教育。

第一节 支 原 体

支原体(mycoplasma)是一类没有细胞壁、呈多形性、能通过细菌滤器、能在人工培养基中生长繁殖的最小的原核细胞型微生物。由于其能形成有分支的长丝,故称为支原体。

支原体多呈球形和丝形。革兰氏染色阴性,但不易着色,常用吉姆萨染色呈淡紫色。营养要求比一般细菌高,以二分裂法繁殖,也可以出芽方式繁殖,生长缓慢,在固体培养基中经 2~3 天培养后出现荷包蛋样菌落。

支原体对热的抵抗力弱,45℃ 15~30 分钟即可死亡,在空气中或干燥的标本内很快死亡。耐冷,在 −70℃ 可长期冻存。对 75% 乙醇及甲酚皂敏感,对红霉素、链霉素、多西环素、氯霉素等敏感,对青霉素不敏感。

支原体广泛分布于自然界,已知 70 余种,有 14 种对人致病,主要有肺炎支原体、解脲支原体。肺炎支原体经呼吸道传播,引起人类原发性非典型病原体肺炎,多发于夏末秋初,患者可表现咳嗽、发热、头痛等症状,X 线检查肺部有明显浸润,个别伴有心血管、神经症状和皮疹。由于支原体有传染性,应注意隔离,治疗可选用红霉素与喹诺酮类抗生素。解脲支原体主要通过性接触传播,引起非淋菌性尿道炎、男性前列腺炎、附睾炎及女性阴道炎、宫颈炎。孕妇感染后可引起早产、流产、死胎,经产道感染引起新生儿肺炎或脑膜炎。因能吸附于精子表面阻碍精子运动及与精子有共同抗原,常是造成男性不育症的原因。

第二节 衣 原 体

衣原体(chlamydia)是一类能通过细菌滤器、严格细胞内寄生、有独特发育周期的原核细胞型微生物。其共同特征是革兰氏染色阴性,圆形或椭圆形,有细胞壁,但无肽聚糖,具有独特的发育周期,二分裂繁殖,对多种抗生素敏感。

 知识拓展

中国疫苗之父——汤飞凡

汤飞凡(1897—1958),著名微生物学家、病毒学家,沙眼衣原体的发现人。1921年汤飞凡从湘雅医学院毕业,获医学博士学位;1925年获推荐赴美国哈佛大学医学院学习;1929年回国,先后担任上海中央大学副教授、上海医学院教授;1950年任卫生部生物制品研究所所长;1957年当选中国科学院院士(学部委员)。1956年用鸡胚接种在世界上首次成功地分离出沙眼衣原体,1981年获国际沙眼防治组织追赠颁发的"沙眼金质奖章"。

衣原体发育周期包括原体和始体两个发育阶段。原体呈圆形,有感染性,无繁殖能力;始体呈圆形或卵圆形,大而疏松,比原体大3~4倍,无感染性,有繁殖能力。

衣原体因缺乏代谢所需的能量来源,必须在宿主细胞内寄生,而不能在人工培养基上生长,多用鸡胚接种、动物接种和细胞培养。

衣原体56~60℃能存活5~10分钟,0.5%苯酚30分钟、75%乙醇0.5分钟、2%甲酚皂5分钟灭活。对红霉素、利福平、氯霉素、诺氟沙星等抗生素敏感,对青霉素不敏感。

衣原体广泛寄生于人、哺乳动物及鸟类。多数不致病,仅少数致病,如沙眼衣原体、肺炎衣原体、鹦鹉热衣原体,最常见的是沙眼衣原体。

衣原体含有类似细菌内毒素样的物质,主要引起沙眼、包涵体结膜炎、泌尿生殖道感染、性病淋巴肉芽肿及呼吸道感染。各种疾病的传播途径及主要临床表现见表8-1。

表 8-1　致病性衣原体所致疾病比较

所致疾病	衣原体种类	传播途径	主要临床表现
沙眼	沙眼衣原体沙眼生物亚种A、B、C血清型	眼－眼、眼－手－眼	早期出现结膜炎。慢性期出现结膜瘢痕，眼睑内翻、倒睫、角膜血管翳，严重者导致失明，是目前致盲的首位病因
包涵体结膜炎	沙眼衣原体沙眼生物亚种B、D-K血清型	产道感染、眼－手－眼或接触污染游泳池水	急性化脓性结膜炎（新生儿）；滤泡性结膜炎（成人），俗称游泳池结膜炎
泌尿生殖道感染	沙眼衣原体沙眼生物亚种B、D-K血清型	性接触	尿道炎、附睾炎、阴道炎、宫颈炎
性病淋巴肉芽肿	沙眼衣原体性病淋巴肉芽肿变种	性接触	男性表现为化脓性淋巴结炎，慢性淋巴肉芽肿；女性表现为会阴、肛门、直肠炎症、形成肠－皮肤瘘管或狭窄
呼吸道感染	肺炎衣原体、鹦鹉热衣原体	呼吸道	肺炎、支气管炎、鼻窦炎

沙眼预防的重点是注意个人卫生，不使用公用毛巾和脸盆，避免直接或间接感染；经性接触传播的衣原体感染其预防措施与其他性病预防相同；治疗应早期使用红霉素、利福平、氯霉素、四环素等。新生儿可在出生时用 0.5% 红霉素眼膏或 1% 硝酸银滴眼，预防新生儿眼结膜炎。

第三节　立克次体

立克次体（rickettsia）是一类具有细胞壁，大小介于细菌与病毒之间，以二分裂方式繁殖，含有 DNA 和 RNA，严格细胞内寄生的原核细胞型微生物。为纪念因研究斑疹伤寒受感染而不幸牺牲的美国青年医生 Howard Taylor Ricketts 而命名。其生物学特性与细菌相似，能引起人类或动物的多种疾病。我国常见的有普氏立克次体、莫氏立克次体与恙虫热立克次体三种。

大多数立克次体对理化因素的抵抗力较弱，加热 56℃ 30 分钟死亡。甲酚皂、过氧化氢等消毒剂均可灭活。耐干燥、寒冷。在干虱粪中可保持传染性半年以上。对多种抗生素敏感，但对青霉素、磺胺不敏感。

立克次体的致病因素主要是内毒素和磷脂酶 A，通过吸血节肢动物如虱、蚤、蜱、螨等的叮咬或粪便污染伤口而感染，或经呼吸道、消化道等途径侵入人体，引起人畜共患病

（自然疫源性疾病），主要表现为发热、皮疹，严重者可出现神经系统、心血管系统并发症。常见的立克次体及所致疾病见表8-2。

表 8-2　常见立克次体及致病性

病原体	所致疾病	媒介昆虫	储存宿主
普氏立克次体	流行性斑疹伤寒	人虱	人
莫氏立克次体	地方性斑疹伤寒	鼠蚤、鼠虱	鼠
恙虫病立克次体	恙虫病	恙螨	野鼠

感染后机体抗感染免疫以细胞免疫为主，病后可获得持久的特异性免疫力。

立克次体病预防的重点应控制和消灭储存宿主和媒介节肢动物；注意个人卫生与防护；特异性预防主要用死疫苗或减毒活疫苗；治疗可用氯霉素、环丙沙星等。

第四节　螺　旋　体

螺旋体（spirochete）是一类细长、柔软、弯曲呈螺旋状，运动活泼的原核细胞型微生物。其基本结构与细菌相似，二分裂法繁殖，对抗生素敏感。在自然界及动物体内广泛存在，种类很多，对人致病的主要有钩端螺旋体、回归热螺旋体、梅毒螺旋体。

一、钩端螺旋体

钩端螺旋体可引起人类或动物钩端螺旋体病（简称钩体病）。该病呈世界性分布，我国以南方各省多见。

（一）主要生物学特性

钩端螺旋体钩体纤细，螺旋排列细密而规则，一端或两端弯曲呈钩状，常呈 S 或 C 字形（图 8-1）。在暗视野显微镜下反光的钩端螺旋体像一串链状小珠，运动十分活泼。革兰氏染色阴性，但难着色，常用镀银染色法，呈棕色。

钩端螺旋体是致病螺旋体中唯一能人工培养的。营养要求不高，常用柯氏培养基（内含基本成分外，需加 10% 兔血清或牛血清）培养。

钩端螺旋体在自然界中活力较强，在 4℃冰箱、湿土、水中可存活数周或数月。耐寒不耐热和干燥，56℃ 10 分钟即死亡，对青霉素、庆大霉素等敏感。

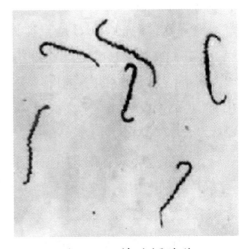

图 8-1　钩端螺旋体

（二）致病性及免疫性

钩体病是人畜共患传染病。鼠和猪是主要传染源和储存宿主。动物感染后多无症状，但钩体在其肾内繁殖，并随尿液排出，污染水和土壤。人与污染的水和土壤接触，钩体经破损的皮肤或黏膜感染人，极偶然可经胎盘传播或吸血昆虫传播。

钩体病临床表现差异较大，早期主要表现为高热、头痛、全身乏力、眼红、腿痛（腓肠肌压痛）、浅表淋巴结肿大。后期表现为组织器官的出血和坏死，其中以肺大出血最为凶险，常导致死亡。

病后机体可获得对同型钩体的持久免疫力，以体液免疫为主。

（三）防治原则

钩体病的预防以防鼠、灭鼠为主，做好带菌家畜的管理；对易感人群可进行多价死疫苗接种；治疗首选青霉素。

二、梅毒螺旋体

梅毒螺旋体是引起人类梅毒的病原体，梅毒是性传播疾病中危害较严重的一种。

（一）主要生物学特性

梅毒螺旋体螺旋致密而规则，两端尖直，运动活泼，在暗视野显微镜头下易于观察。经镀银染色呈棕色（图8-2）。对冷、热、干燥特别敏感，对一般消毒剂敏感，对青霉素、四环素、红霉素或砷剂敏感。

（二）致病性和免疫性

梅毒螺旋体只感染人类引起梅毒，患者是唯一的传染源，主要通过性接触传播、血液传播引起获得性梅毒，也可经胎盘传给胎儿，引起先天梅毒。

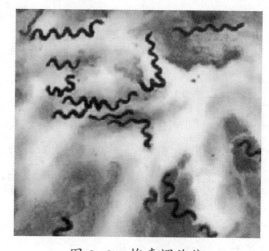

图8-2　梅毒螺旋体

先天梅毒可致胎儿全身感染，引起流产、早产、死胎。获得性梅毒临床上分三期，Ⅰ期梅毒主要是外生殖器出现无痛性硬下疳。Ⅱ期梅毒主要表现为全身皮肤、黏膜梅毒疹、淋巴结肿大，可累及骨、关节等器官。Ⅲ期梅毒为晚期梅毒，亦称内脏或器官梅毒，多发生于感染后2年，病变累及全身各系统和器官，尤以心血管系统、神经系统及骨骼病变多见。

机体对梅毒的免疫与感染同时存在，以细胞免疫为主。

（三）防治原则

加强性卫生宣教，普及性病防治知识。梅毒确诊后，应及早彻底治疗，首选青霉素。

第五节 放 线 菌

放线菌(actinomyces)是一类在生物学特性上介于细菌和真菌之间的原核细胞型微生物。其细胞壁的化学成分近似细菌,以二分裂方式繁殖。革兰氏染色阳性。对青霉素、四环素、磺胺类等药物敏感。

放线菌种类很多,广泛分布于自然界中,尤以土壤中为多,是制造抗生素菌株的重要来源。目前广泛使用的抗生素约80%是由各类放线菌产生,如链霉素、庆大霉素、红霉素等。此外,还可产生各种氨基酸、维生素、核苷酸、酶制剂等。大多不致病,少数引起人与动植物疾病。对人致病的放线菌主要有伊氏放线菌、星形诺卡菌等。

第六节 真 菌

真菌(fungus)是一种真核细胞型微生物。细胞结构完整,具有典型的细胞核和完整的细胞器,不含叶绿素,无根、茎、叶的分化。真菌广泛分布于自然界,种类繁多。多数对人类有益,如用于生产抗生素、酿酒、制酱等;少数能引起人类疾病,称为病原性真菌。

一、生物学特性

(一)形态与结构

真菌的结构比细菌复杂,细胞壁厚,有明显的细胞核。少数真菌为单细胞,呈圆形或卵圆形,如酵母菌和隐球菌等。多数真菌由菌丝和孢子两部分组成,如皮肤丝状菌。

1. 菌丝 在适宜的环境中,由孢子生出芽管,逐渐延长呈丝状,称为菌丝。真菌的菌丝按功能可分为营养菌丝、气生菌丝和生殖菌丝,按结构可分为有隔菌丝、无隔菌丝。菌丝有多种形态,如螺旋状、球拍状、结节状、鹿角状和梳状等。菌丝的这些形态特征,可作为真菌的鉴别依据(图8-3)。

2. 孢子 孢子是真菌的繁殖方式结构,一个菌丝上可长出多个孢子,孢子分为有性孢子和无性孢子两类。有性孢子由两个细胞融合而成,无性孢子直接由菌丝生成或由细胞出芽形成。病原性真菌多数只形成无性孢子,无性孢子依其形态的不同分为叶状孢子、分生孢子、孢子囊孢子三种(图8-4)。

(二)培养与繁殖

真菌以出芽、形成菌丝、产生孢子、菌丝分支与断裂等多种方式进行繁殖。大多数真菌营养要求不高,在弱酸性(pH 5~7)含糖的沙保弱培养基上生长良好,适宜温度为22~28℃,深部感染的真菌以37℃为宜,需要高湿、高氧环境。

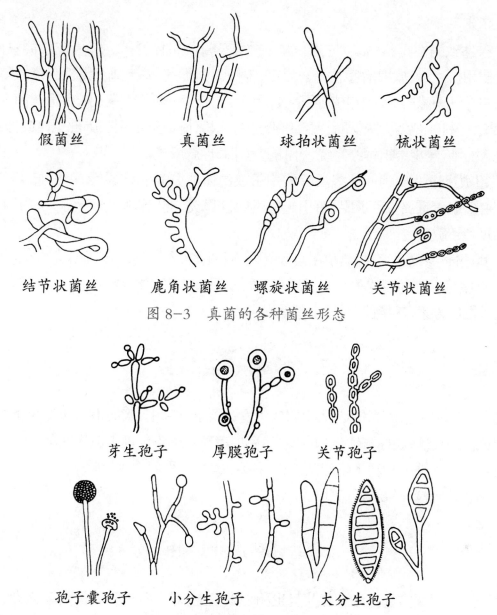

假菌丝　　　　真菌丝　　　球拍状菌丝　　　梳状菌丝

结节状菌丝　　　鹿角状菌丝　　螺旋状菌丝　　关节状菌丝

图 8-3　真菌的各种菌丝形态

芽生孢子　　　　厚膜孢子　　　　关节孢子

孢子囊孢子　　　小分生孢子　　　　大分生孢子

图 8-4　真菌的各种孢子形态

（三）抵抗力

真菌对干燥、日光、紫外线及一般消毒剂均有较强的抵抗力，但孢子经加热 60℃ 1 小时即死亡。真菌对 2.5% 碘酊、2% 苯酚、0.1% 升汞、10% 甲醛较敏感，对常用的抗生素如青霉素、链霉素、四环素等不敏感，克霉唑、两性霉素 B、制霉菌素、酮康唑等对某些真菌有抑制作用。

二、致　病　性

不同的真菌可通过不同的方式致病，真菌性疾病包括以下五个方面：

1. 病原性真菌感染　主要为外源性感染，可引起皮肤、皮下组织和全身性真菌感染。皮肤癣菌可引起局部炎症，如各种癣病。深部真菌感染后可引起组织慢性肉芽肿性炎症和组织坏死。

2. 条件致病性真菌感染　主要为内源性感染,与机体抵抗力降低或菌群失调有关,如长期使用抗生素、放射治疗和化学治疗、各种营养不良、先天或获得性免疫缺陷患者所伴随的白念珠菌感染,如鹅口疮、阴道炎、甲沟炎、肺炎、脑膜炎等。新生隐球菌一般是外源性感染,当机体免疫力降低时,可经呼吸道进入机体而感染,引起肺部急性或慢性炎症,一旦进入血液,侵犯中枢神经系统,可引起隐球菌性脑膜炎。

3. 超敏反应性疾病　某些真菌的孢子或菌体成分具有抗原性,可引起Ⅰ型超敏反应,如曲霉属、青霉属、镰刀霉属等引起的过敏性鼻炎、支气管哮喘,还有一些不明原因的Ⅱ型和Ⅳ型超敏反应。

4. 真菌性中毒症　有些真菌在粮食或饲料上生长,人、畜食后可导致急性或慢性中毒。

5. 真菌毒素与肿瘤的关系　近年来不断发现有些真菌毒素与肿瘤有关,其中研究最多的是黄曲霉毒素,其毒性很强,小剂量即可有致癌作用。

三、标本采集与检查

对各种癣病的患者常取皮屑、甲屑或病发等置于玻片上,滴加 10% 氢氧化钾或氢氧化钠溶液微加温处理,使标本软化和透明,然后加盖玻片不染色置于镜下观察菌丝和孢子。

对疑似白念珠菌和新生隐球菌感染者可根据病变取材,如痰液、脑脊液等,可经革兰氏染色后直接镜检,必要时分离培养。

四、防　治　原　则

预防癣病主要措施是注意公共卫生和个人卫生,对于条件致病性真菌感染的主要预防措施是注意卫生、合理使用抗生素。治疗常用灰黄霉素、制霉菌素、克霉唑等。

章末小结

本章的学习重点是支原体、衣原体、立克次体、螺旋体、真菌的生物学特点及致病性。在学习过程中,应特别注意支原体是能在无生命培养基上生长繁殖的最小的原核细胞型微生物。肺炎支原体引起支原体肺炎,溶脲脲原体解脲支原体引起非淋菌性尿道炎。衣原体有独特发育周期,沙眼衣原体及其变种可引起沙眼、包涵体结膜炎、泌尿生殖道感染等。钩端螺旋体引起人畜共患钩体病,梅毒螺旋体引起先天梅毒和后天获得性梅毒。真菌是一种真核细胞型微生物,可分为单细胞真菌和多细胞真菌两类,后者由菌丝和孢子组成。有浅部真菌感染和深部真菌感染等多种致病方式。

（刘忠立）

思考与练习

1. 列表比较八种病原微生物的主要生物学特性、致病性、免疫性和防治原则。
2. 能引起性病的病原微生物有哪些？请列表加以比较。
3. 常见致病性真菌有哪些？
4. 常见的人畜共患的微生物有哪些？可引起哪些疾病？传播途径是什么？
5. 通过呼吸道传播的病原微生物有哪些？请列表比较其主要生物学特性和致病性。

第九章 人体寄生虫概述

09章 数字内容

学习目标

1. 具有关爱生命、维护健康、奉献社会的职业道德。
2. 掌握寄生虫、宿主、生活史的概念。
3. 熟悉寄生虫与宿主之间的相互关系。
4. 了解寄生虫病的流行因素与防治原则。
5. 学会运用寄生虫相关知识开展健康宣教。

　　自然界中的生物，其生存方式千差万别，在漫长的演化过程中，各种生物之间形成了多种生存关系。当两种生物在一起生活时，可形成互相依存、彼此依赖的共生关系；或者是一方受益、另一方既不受益也不受害的共栖关系；还有一种关系是一方受益、另一方受害，这种关系称为寄生关系。人体寄生虫是指以人体为生存环境，营寄生生活并给人体造成危害的低等生物。

　　人体寄生虫学又称为医学寄生虫学，是研究与人体健康有关的寄生虫的形态结构、生长发育、繁殖规律，阐明寄生虫与人体和外界环境因素相互关系的一门学科。学习这门学科是为了达到控制或消灭寄生虫病、提高人们的健康水平、保障人类生存环境的目的。

　　寄生虫在人类传染病中占有重要位置，危害到人类健康及社会经济发展。联合国开发计划署、世界银行、世界卫生组织联合倡议要求重点防治的10种热带病中，有7种是寄生虫病。我国幅员辽阔，自然环境复杂，有些寄生虫病的防治虽已取得显著成绩，但疫情不稳定，局部地区有反复，目前食物源性寄生虫病在部分地区的传播有不断扩大的趋势，机会致病寄生虫引起的感染也有所增加。在未来相当长的时间，寄生虫病依然是我国一个不容忽视的公共卫生问题。

我国寄生虫病防治的成就及挑战

中华人民共和国成立以来,在寄生虫病防治战线取得了巨大成就。据新中国成立初期的调查,寄生虫病严重危害人民的健康:疟疾年发病人数为 3 000 万人,血吸虫病患者超过 1 000 万人,黑热病患者为 53 万人,丝虫病患者为 3 000 万人,钩虫感染者达 2 亿多人。目前在全国范围内,血吸虫病的传播已得到有效控制,疟疾已无本地感染病例,丝虫病已于 2006 年宣布消除。西北地区尚有内脏利什曼病的局部暴发或散在病例,但东部平原地区自 20 世纪 80 年代初以来已无新发病例。土源性线虫感染在大部分地区已降得很低,对人群不构成威胁。在继续努力以最终消除上述寄生虫病的同时,我们仍面临棘球蚴病、华支睾吸虫病等人畜共患寄生虫病的挑战。

第一节　寄生现象与生活史

工作情景与任务

导入情景:

李小姐妊娠在家休养期间遇见一只流浪猫,之后把这只猫带回家收养。在等待孩子降生的同时,每天与猫咪亲密接触、玩耍。令人意想不到的是,孩子出生后发现异常,经检查确诊为先天性弓形虫病。

工作任务:

1. 分析该病的传播途径。

2. 以本病案为例,说出寄生虫病流行的三大环节。

一、寄 生 现 象

(一) 寄生

寄生也称为寄生生活,两种生物生活在一起,一方受益、另一方受害,受害的一方为受益的一方提供营养物质和居住场所,两者可以暂时性在一起,也可以永久性在一起。

(二) 寄生虫

可从不同角度将寄生虫分为以下几类:

1. 按其寄生部位的不同,分为体内寄生虫与体外寄生虫,体内寄生虫如寄生于小肠内的蛔虫,体外寄生虫如寄生于体表的蚊。

2. 按其寄生时间的不同,分为长期寄生虫与暂时性寄生虫。长期寄生虫生活史的各个阶段都是营寄生生活,如丝虫;暂时性寄生虫生活史某个阶段营寄生生活,如成虫阶段营寄生生活的钩虫和取食后即离去的蚊。

3. 按其寄生性质的不同,可分为专性寄生虫与兼性寄生虫,还有偶然寄生虫与机会致病寄生虫。成长的各个阶段都营寄生生活或生活史某个阶段营寄生生活的寄生虫称为专性寄生虫,如血吸虫。而兼性寄生虫主要在外界营自生生活,但在某种情况下可侵入宿主营寄生生活,如粪类圆线虫。偶然寄生虫是指因偶然机会进入非正常宿主体内寄生的寄生虫,如某些蝇蛆进入人肠内而偶然寄生。机会致病寄生虫是指有些寄生虫在免疫功能正常的宿主体内处于隐性感染状态,但当宿主免疫功能低下时,则出现异常增殖,致病力增强,导致宿主出现临床症状甚至死亡,如弓形虫。

(三)宿主

宿主指在寄生关系中受害的一方。寄生虫在发育过程中,需要宿主为其提供生存的环境,有的只需一个宿主,有的需要两个或两个以上宿主。可将宿主分为:

1. 终宿主　寄生虫成虫或有性生殖阶段所寄生的宿主称为终宿主。

2. 中间宿主　寄生虫幼虫或无性生殖阶段所寄生的宿主称为中间宿主,如果某些寄生虫需要两个以上的中间宿主,则按其寄生的先后顺序称为第一、第二中间宿主。例如华支睾吸虫的幼虫先后寄居在豆螺、淡水鱼和虾体内,则豆螺是华支睾吸虫的第一中间宿主,淡水鱼和虾是其第二中间宿主。此外,有些寄生虫并没有成虫与幼虫之分,只有有性生殖与无性生殖的世代交替。例如疟原虫有性生殖阶段在按蚊体内完成,无性生殖阶段在人体内完成,因此按蚊是疟原虫的终宿主,人则是疟原虫的中间宿主。

3. 储存宿主　某些蠕虫的成虫阶段或原虫的某一发育阶段既可寄生于人体,也可寄生于某些脊椎动物,在一定条件下可传播给人。在流行病学上,称这些动物为保虫宿主或储存宿主。例如华支睾吸虫的成虫寄居在人或猫、犬的体内,故人是华支睾吸虫的终宿主,猫、犬是其储存宿主。

4. 转续宿主　有些寄生虫的幼虫侵入非正常宿主后,虽能成活,但不能继续发育,长期保持幼虫状态,对正常宿主保持感染性,如有机会进入正常宿主体内,则可继续发育为成虫,这种非正常宿主称为转续宿主。例如,卫氏并殖吸虫的童虫,进入非正常宿主野猪体内,不能发育为成虫,可长期保持童虫状态,若犬吞食含有此童虫的野猪肉,则童虫可在犬体内发育为成虫,野猪就是该虫的转续宿主。

二、生 活 史

寄生虫的生长发育要经历一个生命周期。寄生虫完成一代生长、发育、繁殖的整个过程及其所需要的外界环境,称为寄生虫的生活史。寄生虫的生活史具有多样性,有的比较简单,有的比较复杂。寄生虫完成生活史,不仅需要适宜的宿主,也需要适宜的外界环境。

在寄生虫生长发育过程中,并不是所有的发育阶段都具有感染人体的能力,只有其中某一特定阶段进入人体才能继续生存和发育,这一具有感染能力的阶段称为寄生虫的感染阶段。例如血吸虫生活史中,有虫卵、毛蚴、胞蚴、尾蚴、童虫和成虫等阶段,只有尾蚴能够感染人体,故尾蚴是血吸虫的感染阶段。

第二节　寄生虫与宿主的相互关系

寄生虫与宿主之间的关系,包括寄生虫对宿主的损害以及宿主对寄生虫的防御两个方面。寄生虫侵入宿主后,两者相互作用、相互斗争,如果宿主抵抗力弱、寄生虫致病力强,就会对宿主造成不同程度的损害,导致寄生虫病;如果宿主防御功能强,就可以将寄生虫杀死、排出,机体得以痊愈;如果两者形成平衡状态,寄生虫在体内存活,宿主无临床表现,则为带虫者。

寄生虫与宿主长期相互适应过程中,有些寄生虫能逃避宿主的免疫效应,这种现象称为免疫逃避。寄生虫能对抗宿主免疫力而在宿主体内增殖,长期存活,有多种复杂的机制,包括寄生虫表面抗原性的改变如抗原变异、抗原伪装,也可通过多种破坏机制改变宿主的免疫应答等。

一、寄生虫对宿主的作用

（一）夺取营养

寄生虫为满足其生长、发育、繁殖的需要,需要从宿主掠夺营养。寄生的虫体数目越多,掠夺的营养也越多。例如寄生在人体肠道的牛带绦虫,以人体消化或半消化的食物为食,可引起宿主营养不良;钩虫吸附于宿主肠黏膜吸食血液,可导致宿主营养流失和贫血,影响生长发育。

（二）机械性损伤

寄生虫在入侵、移行、定居的过程中对所寄生的部位及周围的组织器官造成机械性损害、压迫或阻塞。例如蛔虫扭结成团引起肠梗阻,卫氏并殖吸虫的童虫在宿主体内移行引起肝脏损伤,疥螨寄生于表皮层内可破坏皮肤组织引起疥疮等。

（三）毒性与免疫损伤

寄生虫的排泄物、代谢产物、分泌物等可作为变应原,引起宿主组织损害或免疫病理反应。如疟原虫破坏受感染的红细胞,释放出致热原引起发热或免疫复合物致疟性肾病;日本裂体吸虫卵致肉芽肿等。

二、宿主对寄生虫的作用

寄生虫及其产物侵入机体后,宿主则会对其产生一系列免疫反应。免疫反应包括固有免疫和适应性免疫两个方面:

(一)固有免疫

固有免疫也称为先天性免疫,是宿主先天具有的免疫力,宿主机体通过屏障作用、吞噬作用、体液中的免疫分子等发挥防御功能。

(二)适应性免疫

适应性免疫是寄生虫感染宿主后引起宿主的免疫应答而获得的特异性免疫力,可分为消除性免疫和非消除性免疫。

1. 消除性免疫　指宿主能清除体内寄生虫,并对再感染产生完全的防御能力,仅见杜氏利什曼原虫所引起的黑热病。

2. 非消除性免疫　比较多见,指宿主不能完全清除体内寄生虫,维持在低密度水平,但对再感染有一定的免疫力,如果体内寄生虫完全被清除,这种免疫力也随之减弱或消失。例如疟疾的"带虫免疫",患者未经治疗而临床症状消失,体内疟原虫数目仍维持低水平,使机体产生一定的免疫力,能抵抗同种疟原虫的再感染;血吸虫的"伴随免疫",血吸虫感染机体,诱导宿主产生的免疫力,对体内原有的成虫不起作用,但对再感染侵入的童虫有杀灭作用。

第三节　寄生虫病的流行与防治原则

寄生虫病流行的发生必须具备三个基本环节,且流行过程还受到自然因素和社会因素的影响。防治寄生虫病应根据其流行的基本环节、影响因素及流行病学规律,制定综合防治措施,才能达到最佳效果。

一、寄生虫病的流行环节

(一)传染源
传染源指携带有寄生虫的人或动物,包括寄生虫患者、带虫者和储存宿主。

(二)传播途径
传播途径指寄生虫从传染源排出,以不同的方式和途径传播到另一宿主的过程。传播途径包括经水、食物、空气、土壤以及节肢动物等,人体经口、呼吸道、皮肤、媒介昆虫叮咬、直接或间接接触、胎盘垂直感染及其他方式而感染。

（三）易感人群

易感人群指对寄生虫缺乏免疫力或免疫力低下而处于易感状态的人群。

二、影响寄生虫病流行的因素

（一）自然因素

自然因素主要包括温度、湿度、雨量、光照、地理环境、生物种群等，这些因素形成了寄生虫病流行的地方性和季节性。例如热带地区气候炎热潮湿、雨量充沛，适合按蚊的孳生和繁殖，所以按蚊传播的疟疾是热带地区流行的一种寄生虫病。

（二）社会因素

社会因素主要包括社会制度、经济状况、医疗卫生、防疫保健、生产方式、生活习惯等。例如在占世界人口绝大多数的广大发展中国家，寄生虫病依然广泛流行；不良饮食习惯导致食源性寄生虫病依然存在；疟疾患者多分布于非洲贫困地区，威胁着人们的健康甚至生命。

三、寄生虫病的防治原则

（一）消灭传染源

普查、普治寄生虫患者或带虫者，杀灭或适当处理储存宿主，做好来自流行区流动人口的监测和控制，以达到消灭或控制源头的目的。

（二）切断传播途径

切断寄生虫病的传播途径，可采取加强粪便和水源管理、搞好环境和个人卫生，以及控制和消灭媒介节肢动物及中间宿主等综合措施。

（三）保护易感人群

以预防为主，对易感人群进行广泛的健康教育，提高其自我保护意识，改变不良的饮食习惯和生活方式，提高人群的抵抗力。

> **章末小结**
>
> 本章的学习重点是寄生虫、宿主、生活史、感染阶段的相关概念。学习难点是理解寄生虫与宿主之间的相互关系。在学习过程中，应掌握寄生可分为体内和体外寄生、长期和暂时性寄生、专性和兼性寄生。宿主可分为终宿主、中间宿主、保虫宿主和转续宿主。寄生虫完成一代生长、发育、繁殖的整个过程及其所需要的外界环境，称为寄生虫的生活史。在寄生虫生长发育过程中的某一特定阶段进入人体继续生存和发育，这一具有感染能力的阶段称为寄生虫的感染阶段。寄生虫对宿主的损害包括机械性损伤、夺取营养、毒性与免

疫损伤。宿主对人体寄生虫具有特异性免疫和固有免疫作用。寄生虫病流行需传染源、传播途径和易感人群三个环节,这也是针对寄生虫病进行防治的三个环节。

（于海潮）

 思考与练习

1. 寄生虫病流行必须具备的环节有哪些?
2. 简述寄生虫病的防治原则。
3. 简述寄生虫对宿主的致病作用。
4. 简述宿主对寄生虫的免疫作用。

第十章 ｜ 常见人体寄生虫

10章 数字内容

学习目标

1. 具有探索和求实的科学精神,增强职业责任感和使命感。
2. 掌握常见人体寄生虫的寄生部位、感染阶段、感染方式及致病性。
3. 熟悉常见人体寄生虫的形态结构、防治原则。
4. 了解常见人体寄生虫的标本采集与检查。
5. 学会运用常见人体寄生虫知识开展健康宣教。

人体寄生虫种类繁多,其分类属于无脊椎动物中的扁形动物门、线形动物门、棘头动物门和节肢动物门,以及原生生物界中的肉足鞭毛门、顶复门和纤毛门。一般将与医学有关的扁形动物和线形动物统称为蠕虫,与医学有关的节肢动物在习惯上被统称为医学昆虫,而原生动物则被称为原虫。医学蠕虫学、医学原虫学以及医学节肢动物学这三部分则构成了人体寄生虫学。

1. 医学蠕虫 如线形动物门线虫纲的蛔虫、钩虫、丝虫、蛲虫、鞭虫、旋毛虫;扁形动物门吸虫纲的肝吸虫、肺吸虫、姜片吸虫、血吸虫;扁形动物门绦虫纲的猪带绦虫、牛带绦虫、细粒棘球绦虫。

2. 医学原虫 如肉足鞭毛门叶足纲的阿米巴原虫;动鞭纲的杜氏利什曼原虫、阴道毛滴虫、蓝氏贾第鞭毛虫;顶复门孢子纲的疟原虫、隐孢子虫、刚地弓形虫;纤毛门动基裂纲的结肠小袋纤毛虫。

3. 医学节肢动物 如节肢动物门昆虫纲的蚊、蝇、蚤、虱;蛛形纲的蜱、螨。

第一节 医学蠕虫

一、似蚓蛔线虫

似蚓蛔线虫简称蛔虫,成虫寄生于小肠,可引起蛔虫病。该病呈世界性分布,农村高于城市,儿童高于成人,是我国常见寄生虫之一。

(一)形态

1. 成虫 虫体呈圆柱形,似蚯蚓。活时略呈粉红色,死后变为灰白色,体表可见细横纹和明显的侧线,口孔位于虫体的顶端,其周有三个呈"品"字形排列的唇瓣。雌雄异体,雌虫长 20～35cm,尾部尖直;雄虫长 15～31cm,尾部向腹面弯曲。

2. 虫卵 分受精卵与未受精卵两种。受精卵为宽椭圆形,大小为(45～75)μm×(35～50)μm,卵壳较厚,外有一层凸凹不平的蛋白质膜,被胆汁染成棕黄色,卵壳内含有一个大而圆的卵细胞,卵细胞与卵壳之间形成新月形空隙;未受精卵为长椭圆形,大小为(88～94)μm×(39～44)μm,卵壳与蛋白质膜均比受精卵薄,卵内充满大小不等的折光性颗粒。蛔虫卵的蛋白质膜可脱落,脱膜后的受精卵呈无色透明状,易与钩虫卵混淆(图 10-1)。

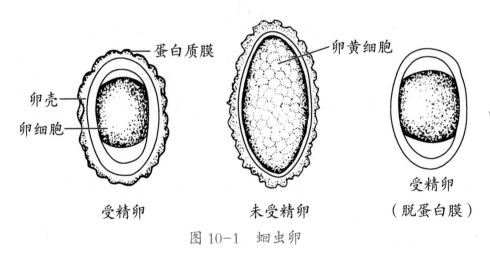

卵壳——
卵细胞——
蛋白质膜——
卵黄细胞——
受精卵

受精卵　　　未受精卵　　　(脱蛋白膜)

图 10-1　蛔虫卵

(二)生活史

蛔虫生活史的发育过程,包括虫卵在外界土壤中的发育和虫体在人体内的发育两个阶段(图 10-2)。成虫寄生于人体小肠,以肠内消化、半消化食物为食。雌雄虫成熟后,交配产卵,卵随粪便排出体外,在潮湿、荫蔽、氧气充足、温度适宜的土壤中,约经 3 周发育为内含幼虫的感染期虫卵。感染期虫卵可能污染食物、蔬菜或水,若被人误食后,幼虫在小肠内经消化液及孵化液作用下孵出,钻入肠壁,进入小静脉或小淋巴管,经门静脉系统到肝、再经右心至肺,钻破肺泡毛细血管进入肺泡,在肺泡内停留约 2 周,然后经支气管、气管上行至咽部,被吞咽入胃到小肠发育为成虫。自人体感染到雌虫产卵需 60～75 天,雌虫每条每天排卵多达 24 万个,成虫存活期 1 年左右,可同时在宿主体内寄生一至数十条。

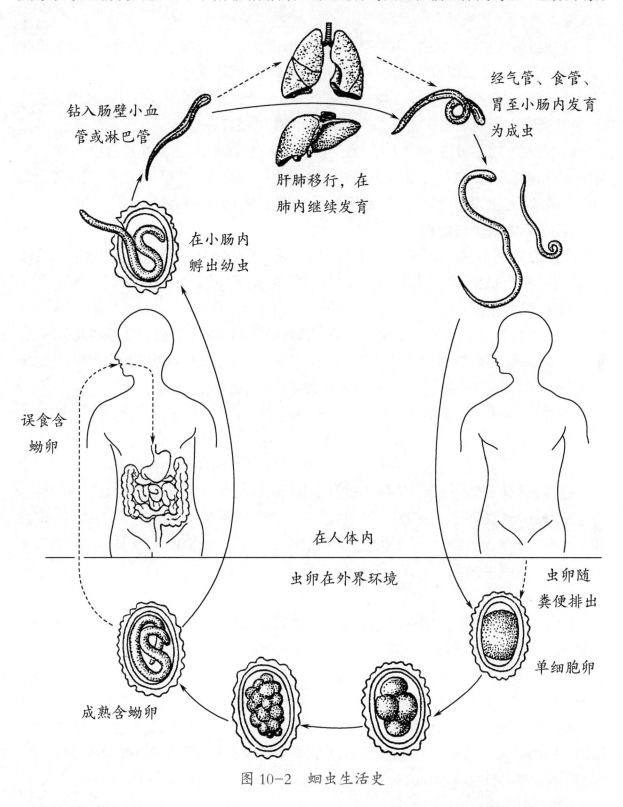

钻入肠壁小血
管或淋巴管

经气管、食管、
胃至小肠内发育
为成虫

肝肺移行,在
肺内继续发育

在小肠内
孵出幼虫

误食含
蚴卵

在人体内

虫卵随
粪便排出

单细胞卵

虫卵在外界环境

成熟含蚴卵

图 10-2　蛔虫生活史

(三)致病性

1. 幼虫的致病性　幼虫在宿主体内移行的过程中,可致组织机械性损伤;同时幼虫在发育中的蜕皮液及代谢产物可作为变应原,引起宿主局部和全身的超敏反应,最常受损的器官为肺脏。患者表现为发热、咳嗽、哮喘、痰中带血、胸痛、荨麻疹、嗜酸性粒细胞增多等现象,即蛔蚴性肺炎。

2. 成虫的致病性　成虫寄生在人体小肠中,因掠夺营养和损伤肠黏膜,可导致消化吸收功能障碍,患者表现为食欲减退、恶心、呕吐、腹泻、间歇性脐周腹痛;感染的儿童可出现营养不良甚至发育障碍。由于蛔虫变应原被人体吸收后,可引起宿主出现 I 型超敏反应,患者表现为荨麻疹、皮肤瘙痒、血管神经性水肿、结膜炎等。

3. 并发症　蛔虫具有钻孔习性,当受到某些刺激,如发热、食入辛辣食物或药物时,可钻入开口于肠壁的各种管道,引起相应部位的炎症,如胆道、胰腺、阑尾等,其中胆道蛔虫症是最常见的并发症;蛔虫数量较多时,可以相互扭结成团而造成肠梗阻。

（四）标本采集与检查

检获成虫、幼虫、虫卵,是确诊的依据。由于蛔虫产卵量大,一般采用粪便直接涂片法检查虫卵;为提高检出率,也可采用沉淀法或饱和盐水浮聚法。

（五）防治原则

把住"病从口入"这一关,注意个人卫生,饭前便后洗手,不生食未洗净的蔬菜瓜果,不饮生水;加强粪便管理,改善环境卫生,切断传播途径;普查普治患者和带虫者,控制传染源。在治疗方面,常用的驱虫药物有阿苯达唑和甲苯达唑。

二、钩　虫

寄生于人体的钩虫主要有两种,即十二指肠钩口线虫和美洲板口线虫,呈世界性分布。在我国,十二指肠钩虫主要流行于北方,美洲钩虫主要流行于南方。两种钩虫在形态和生活史上相似,成虫寄生于人体的小肠引起钩虫病,因其危害较大,故钩虫病是我国重点防治的五大寄生虫病之一。

（一）形态

1. 成虫　虫体细小,约1cm,活体肉红色,死后灰白色。在虫体顶端,有一发达的口囊,口囊两侧有 1 对头腺,能分泌抗凝素,阻止宿主伤口血液凝固。十二指肠钩虫虫体略呈 C 形,有 2 对钩齿,美洲钩虫虫体略呈 S 形,有 1 对板齿。钩虫的咽管肌肉发达,有利于吸食血液。雌虫略大于雄虫,尾端尖直,雄虫末端膨大成膜质交合伞。

2. 虫卵　椭圆形,无色透明,大小为 $(56\sim76)\mu m\times(36\sim40)\mu m$。卵壳极薄,随粪便排出时的虫卵内含 2~4 个卵细胞,放置过久,会发育成桑葚期卵;卵壳与卵细胞之间有明显的空隙。两种钩虫卵形态相似,不易区分。

（二）生活史

两种钩虫生活史基本相同。成虫寄生于人体小肠上段,借助钩齿或板齿咬附于肠黏膜上,以血液、组织液等为食。雌雄发育成熟,交配产卵后,随粪便排出体外,在温暖、潮湿、荫蔽、氧气充足的土壤中,约经 1 天孵出第一期杆状蚴,约经 2 天发育为第二期杆状蚴,此幼虫以土壤中的细菌和有机物为食,约经1周时间发育为丝状蚴,即感染期幼虫。丝状蚴多生活在深1～2cm的土层里,具有明显的向温性、向湿性。当与人体皮肤接触时,受体温的刺激,通过毛囊、汗腺、皮肤破损处主动钻入皮下,也可经口腔或食管黏膜,进入小静脉或淋巴管,随血流经右心至肺,穿过肺泡毛细血管壁进入肺泡,沿支气管、气管上行至咽部,被吞咽后,经胃到达小肠发育为成虫。自幼虫侵入人体到成虫交配产卵,一般需要5～7周,成虫寿命平均3年(图10-3)。

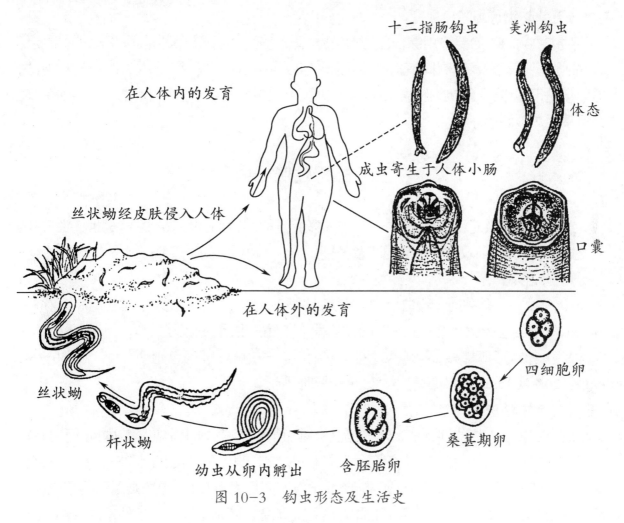

图10-3 钩虫形态及生活史

(三)致病性

1. **幼虫的致病性** 丝状蚴侵入宿主皮肤数分钟,患者即有烧灼样、针刺样感觉,奇痒无比,继而感染处出现充血斑点或丘疹,称钩蚴性皮炎,俗称"粪毒"或"着土痒";常因多发于手指、足趾间皮肤薄嫩处,搔破后易发感染形成脓疱,经结痂脱皮而愈;幼虫穿破肺部微血管时,可引起肺部的出血和炎症反应,称钩蚴性肺炎。

2. **成虫的致病性** 成虫咬附肠黏膜,吸血是对人体的主要危害。钩虫有经常更换咬附部位的习性,易造成多处伤口失血,同时又能分泌抗凝素,防止血液凝固,从而导致贫血。由于慢性失血,人体内的铁和蛋白质不断流失,故导致缺铁性贫血。患者皮肤蜡黄、黏膜苍白、眩晕、乏力、心慌气促,甚至丧失劳动力;个别患者喜食生米、木屑、破布、泥土等,称为"异嗜症"。引起异嗜症的原因不明,可能与缺铁性贫血有关,服用铁剂后,症状会自行消失。钩虫患者早期可出现消化道功能紊乱,出现恶心、呕吐等现象;感染严重的儿童可影响生长发育,妇女可停经、流产等。

(四)标本采集与检查

粪便检查中检出钩虫卵或孵出钩蚴为确诊的依据,由于钩虫产卵量低,不宜用直接涂片法,常采用饱和盐水浮聚法,以提高检出率。

(五)防治原则

对钩虫病的防治要采用综合性防治措施,普查普治、控制传染源是预防本病的重要环节;加强粪便管理及无害化处理,减少虫卵感染人的机会;加强个人防护,改革耕种方法,提倡穿靴下地,防止丝状蚴感染人体。常用的驱虫药物有阿苯达唑和甲苯达唑,钩蚴性皮炎可采用热敷法治疗。

三、蠕形住肠线虫

蠕形住肠线虫简称蛲虫,成虫寄生于人体肠道的回盲部,引起蛲虫病,呈世界性分布。儿童感染率高,尤以聚集性生活的儿童多见。

(一)形态

1. 成虫　虫体细小,乳白色,线头状,前端具有头翼。雌虫大于雄虫,体长为8~13mm,尾端尖直;雄虫体长为2~5mm,尾端向腹面弯曲,呈6字形。

2. 虫卵　形似柿核,两侧不对称,一侧扁平,一侧略凸,无色透明,大小为$(50 \sim 60)$ μm×$(20 \sim 30)$μm。卵壳较厚,内含一蝌蚪期胚胎。

(二)生活史

成虫寄生于人体的回盲部,雌雄交配后,雄虫很快死亡,雌虫则在肠腔内向下移行,但不产卵。当宿主夜间熟睡时,肛门括约肌较松弛,部分雌虫则可自肛门爬出,在外界温度、湿度及空气的刺激下,于肛周皱襞处产卵,雌虫产卵后大多死亡,少数则返回肠腔或误入阴道、尿道等处,导致异位寄生。肛周虫卵在适宜温度和充足氧气的条件下,约经6小时即可成为内含幼虫的感染期卵。宿主经手指、食物入口或吸入而受到感染,被吞食的虫卵在十二指肠内孵出幼虫,沿小肠下行至回盲部发育为成虫。自吞入感染期卵到发育为成虫,需2~6周,雌虫寿命1个月左右(图10-4)。

(三)致病性

因雌虫在肛周产卵,蛲虫病的主要表现是刺激皮肤引起肛门及会阴部奇痒。患儿常伴有烦躁不安、夜惊、失眠、食欲减退等症状。患儿常因痒抓破皮肤,引起继发性细菌感染。蛲虫可异位寄生,如阑尾、尿道、阴道、输卵管、腹腔等处,引起相应部位炎症。本病易反复感染,影响儿童的身心健康。

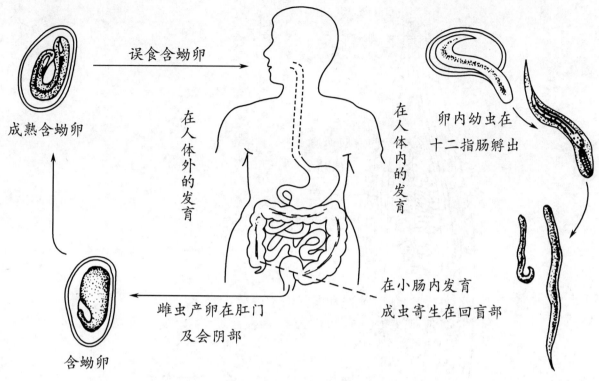

图 10-4　蛲虫生活史

（四）标本采集与检查

在肛周处检获虫卵可确诊,常用透明胶纸法或棉签拭子法,最好在清晨排便前或洗澡前进行。在粪便中检获虫卵亦可确诊。

（五）防治原则

加强卫生宣传教育,讲究公共卫生,定期对幼儿园、小学等集体生活的儿童普查普治,防止相互感染;教育儿童不吮吸手指、饭前便后洗手,防止肛－手－口自身反复感染;患儿夜间睡眠不穿开裆裤,勤洗澡;常用的驱虫药物为阿苯达唑和甲苯达唑。

四、华支睾吸虫

华支睾吸虫简称肝吸虫,成虫寄生于终宿主的肝胆管内,引起肝吸虫病。该虫在我国除西藏、新疆等地尚无报道外,其余地区均有不同程度的流行。

（一）形态

1. 成虫　形似葵花籽仁,扁平狭长,半透明,大小为（10～25）mm×（3～5）mm。雌雄同体,有口、腹吸盘各 1 个,口吸盘略大于腹吸盘,一对呈分支状的睾丸,前后排列于虫体后 1/3 处,故称华支睾吸虫。

2. 虫卵　黄褐色,似芝麻粒形,大小为（27～35）μm×（12～20）μm。一端较窄,具卵盖,盖的两侧有突起为肩峰,另一端有一小疣。卵内含有毛蚴。

华支睾吸虫见图 10-5。

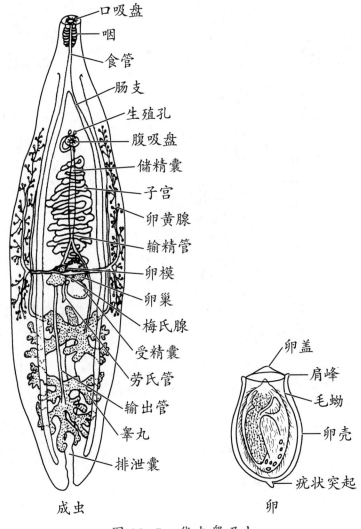

图 10-5　华支睾吸虫

（二）生活史

华支睾吸虫的成虫寄生于人或猫、犬等肉食哺乳动物的肝胆管内,虫卵随胆汁进入肠腔,随粪便排出体外。如虫卵落入水中,被第一中间宿主豆螺等淡水螺吞食,则在螺体内孵出毛蚴,经胞蚴、雷蚴发育成许多尾蚴,尾蚴自螺体逸出入水,如遇第二中间宿主淡水鱼或虾,则侵入其体内发育成囊蚴。人因食入含活囊蚴的淡水鱼或虾而被感染,囊蚴在十二指肠内酶的消化作用下,脱囊发育为童虫,童虫经胆总管或穿过肠壁由腹腔进入肝胆管中,发育为成虫。经感染至成虫产卵,大约需 1 个月。成虫寿命 20~30 年(图 10-6)。

（三）致病性

成虫寄生于肝胆管中,受虫体的分泌物及代谢产物刺激,可引起胆管内膜和胆管周围的炎症;由于胆管管壁增厚,管腔变窄,常导致阻塞性黄疸或继发细菌感染,合并胆囊炎、胆管炎、胆结石等;病变的程度因感染轻重而表现不同,患者可有上腹部不适、食欲减退、乏力、腹泻、腹痛、肝脾大等症状,重度感染者症状明显加重,可形成肝硬化,晚期可因上消化道出血、肝性脑病而死亡。此外,肝吸虫感染与肝癌的发生有一定关系。

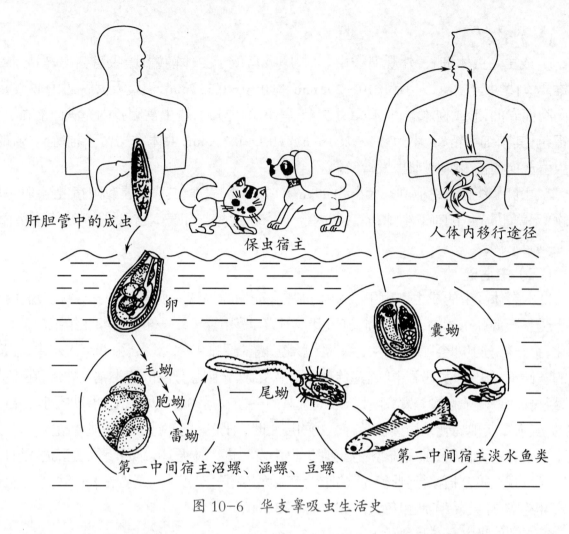

肝胆管中的成虫　　　　保虫宿主　　　　人体内移行途径

卵

毛蚴
胞蚴
雷蚴

尾蚴

囊蚴

第一中间宿主沼螺、涵螺、豆螺　　　　第二中间宿主淡水鱼类

图 10-6　华支睾吸虫生活史

（四）标本采集与检查

检获虫卵是确诊肝吸虫病的依据。因粪便直接涂片法检出率低、易漏检，可采用十二指肠引流法、沉淀法提高检出率；皮内试验和酶联免疫吸附试验等免疫学诊断具有辅助诊断意义。

（五）防治原则

控制传染源，治疗或杀灭储存宿主；改变不良饮食习惯，不食生的或半生的鱼虾，分开使用生、熟食的砧板及器皿；加强粪便管理，定期治理鱼塘，严控中间宿主；积极治疗患者和感染者，首选药物为吡喹酮。

五、日本裂体吸虫

日本裂体吸虫也称日本血吸虫，成虫寄生于人体的门脉－肠系膜静脉系统，引起血吸虫病。该病在我国长江流域及其以南的省、直辖市、自治区均有流行，危害较大，是我国五大寄生虫病之一。

（一）形态

1. 成虫　虫体细长，外观似线虫。口、腹吸盘位于虫体前端，腹吸盘突出，呈杯状。雌雄异体；雄虫乳白色，大小为（10～20）mm×（0.50～0.55）mm，自腹吸盘后，虫体两侧扁平向腹面卷曲，形成抱雌沟；常有睾丸7个，呈串珠状排列；雌虫常因肠内充满血液，故呈黑褐色，其前细后粗，大小为（12～28）mm×（0.1～0.3）mm，虫体常居留于抱雌沟内，雌雄虫呈合抱状态，以刺激雌虫发育成熟。

2. 虫卵　淡黄色，椭圆形，大小约89μm×67μm；卵壳薄，其表面常黏附宿主组织的残留物；无盖，卵壳一侧有一小棘；成熟卵内含一毛蚴，毛蚴与卵壳间常可见大小不等的油滴状毛蚴分泌物。

（二）生活史

日本裂体吸虫的成虫寄生于人和多种哺乳动物的门脉－肠系膜静脉系统。雌虫产卵于肠系膜静脉末梢内，虫卵随血流入肝或直接沉积于肠壁，一部分虫卵在组织中死亡、钙化，另一部分虫卵会随坏死的组织落入肠腔，随粪便排出体外。若虫卵落入水中，在适宜的条件下孵出毛蚴，遇到中间宿主钉螺，则借头腺、穿刺腺分泌的酶类钻入螺体，在螺体内，经过母胞蚴、子胞蚴等发育阶段，形成大量的尾蚴。尾蚴自螺体逸出，借助尾部在水中游动，当人或其他哺乳动物接触含有尾蚴的疫水时，则脱去尾部钻入皮肤成为童虫。童虫经小血管或小淋巴管，随血流经右心到肺，再由左心进入体循环，穿过毛细血管进入肝门静脉，经过雌、雄合抱移行到肠系膜静脉发育成熟，交配、产卵。从尾蚴钻入皮肤到虫体成熟产卵约需24天，每条雌虫每天产卵1 000～3 500个。

日本裂体吸虫形态及生活史见图10-7。

（三）致病性

日本裂体吸虫的尾蚴、童虫、成虫及虫卵均能对宿主产生机械损伤和免疫病理作用，其中以虫卵的损伤最为显著。

1. 幼虫的致病性　尾蚴钻入人体，引起局部皮肤瘙痒和丘疹，称尾蚴性皮炎；童虫移行时可引起血管炎，患者可表现为毛细血管充血、点状出血、炎症等，肺部尤为明显。

2. 成虫的致病性　成虫寄生在血管内，引起静脉内膜炎、静脉周围炎，而虫体的分泌物、代谢产物可引起Ⅲ型超敏反应。

3. 虫卵的致病性　虫卵致病最为严重，最常受累的是肝脏和结肠。卵内毛蚴释放的可溶性抗原刺激宿主发生Ⅳ型超敏反应，形成虫卵肉芽肿。肉芽肿的发展与虫卵的发育关系密切，虫卵成簇沉积在组织内，肉芽肿体积变大，常出现中心坏死，嗜酸性粒细胞增多，形成嗜酸性脓肿；随着组织修复，纤维组织增生，虫卵肉芽肿最后纤维化。急性期患者出现发热、多汗、肝区压痛、食欲减退等；慢性期患者表现为肝大、乏力、腹泻等；晚期患者出现肝硬化、门静脉高压、巨脾、腹水等。儿童和青少年反复感染，可影响发育。

（四）标本采集与检查

从患者粪便中检获虫卵或孵出毛蚴，即可确诊为血吸虫病。粪便直接涂片法检出率

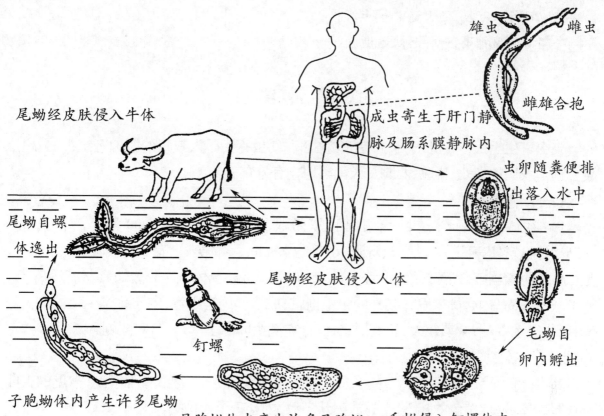

图10-7　日本裂体吸虫形态及生活史

低,适用于重度和急性感染者;沉淀法和毛蚴孵化法可提高检出率。对于慢性或晚期血吸虫病患者,可采用直肠黏膜活组织检查。免疫学检查,可用于流行病学调查及疾病的辅助诊断。

（五）防治原则

普查普治患者、病畜,消灭传染源;结合农田水利改造,消灭钉螺,切断传播途径;加强健康教育,改变人们的生活习惯和生产方式,不接触疫水,做好个人防护。治疗药物首选吡喹酮。

 护理学而思

毛泽东在 1958 年 6 月 30 日的《人民日报》上读到余江县消灭了血吸虫的消息后写下《七律二首·送瘟神》的组诗作品,第一首写旧社会之悲,第二首写新时代之喜。以下是第一首诗的内容,通过对广大农村萧条凄凉情景的描写,反映了旧社会血吸虫病的猖狂肆虐和疫区广大劳动人民的悲惨遭遇。

绿水青山枉自多,华佗无奈小虫何。

千村薜荔人遗矢,万户萧疏鬼唱歌。

坐地日行八万里,巡天遥看一千河。

牛郎欲问瘟神事,一样悲欢逐逝波。

六、猪带绦虫

成虫寄生于人体小肠内,引起猪带绦虫病;幼虫寄生于人或猪的肌肉等组织,引起猪囊虫病。我国的东北、华北、西北及云南等地均有分布。

(一) 形态

1. 成虫 乳白色,半透明,背腹扁平,长带状,长为 2~4m,由 1 000 多节节片组成,分头节、颈部、链体三部分。头节近球形,小仅约 0.6mm,具顶突,上有 4 个吸盘及数个小钩,是虫体的附着器官。颈部纤细,仅为一节,具有生发功能。链体依次分为幼节、成节和孕节,幼节长小于宽,内含尚未发育成熟的生殖器官;成节长约等于宽,内含雌雄生殖器官各一套,卵巢分为 3 叶;孕节较大,长大于宽,仅含充满虫卵的子宫,子宫向两侧分支,每侧 7~13 支,其他器官均退化。

2. 虫卵 近球形,直径为 31~43μm。卵壳极薄,常脱落而不易观察到,常见的虫卵外层是较厚的、棕黄色的胚膜,上有放射状条纹,内含一个六钩蚴。

(二) 生活史

猪带绦虫的成虫寄生于人体小肠,以吸盘和小钩附着于肠壁。虫体末端的孕节常数节相连地脱落,随粪便排出体外。孕节或虫卵被猪吞食后,在小肠消化液的作用下六钩蚴逸出,随后钻入肠壁,随血液、淋巴进入血液循环,到达猪的身体各处,多寄生于横纹肌内,约经 10 周发育为囊尾蚴,含囊尾蚴的猪肉俗称"米猪肉"或"豆猪肉"。当人误食含活囊尾蚴的猪肉后,囊尾蚴受胆汁等消化液的刺激而翻出头节,附着在肠壁上,经 2~3 个月发育为成虫。成虫寿命可达 25 年以上。人是猪带绦虫的终宿主,猪为中间宿主。

人若误食虫卵或孕节后,可在人体内各个部位发育成囊尾蚴,多寄生于皮下组织、肌肉、脑、眼、心等,人成为中间宿主。囊尾蚴在人体的寿命为 3~5 年。

猪带绦虫生活史见图 10-8。

(三) 致病性

1. 成虫 成虫寄生于小肠,引起猪带绦虫病。一般症状较轻,少数患者可有腹部不适、消化不良、腹泻等症状。患者多因粪便中发现虫节而来就诊。

2. 囊尾蚴 囊尾蚴寄生于人体,引起囊尾蚴病,较成虫严重,其危害程度可因囊尾蚴寄生的部位、数量而异。皮下肌肉囊尾蚴病,可在皮下形成结节,稍有移动,无压痛感,常周期出现,多见于躯干和头部,患者可觉肌肉酸痛无力、发胀等;脑囊尾蚴病,则可出现癫痫发作、颅内压增高、精神障碍三大症状,表现为头痛、头晕、偏瘫、失语等;眼囊尾蚴病,则可出现视力障碍,甚至失明。

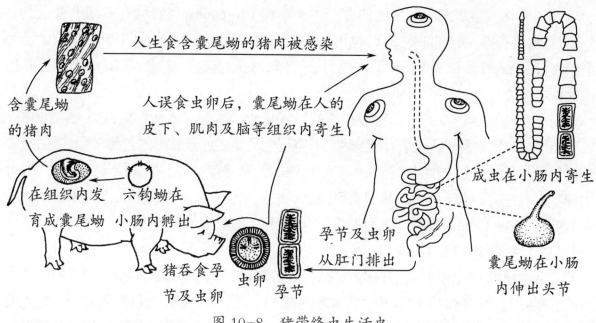

图 10-8　猪带绦虫生活史

（四）标本采集与检查

询问患者是否有生食"米猪肉"或排出虫节的病史有助于诊断。压片法、注射法（如墨汁）观察子宫分支数可确诊。直接涂片法、饱和盐水漂浮法可查出粪便中的虫卵，但不能确定虫种；囊尾蚴病可根据寄生部位选用诊断方法，如活组织检查以及 X 线、CT、磁共振等影像学诊断；酶联免疫吸附试验等免疫学方法也有辅助诊断价值。

（五）防治原则

普查普治患者，既可减少传染源，又可预防囊尾蚴病；严格肉类检查，严禁出售"米猪肉"；加强粪便管理，人厕与猪圈分开，提倡圈养；注意个人及饮食卫生，不食生的或未熟的猪肉，切生熟肉的刀和砧板分开使用。猪带绦虫病用槟榔、南瓜子合剂驱虫效果良好，也可采用吡喹酮、阿苯达唑等药物治疗；治疗囊尾蚴病，吡喹酮为首选药物。

第二节　医学原虫

一、溶组织内阿米巴

溶组织内阿米巴病呈世界性分布，在我国主要分布在西北、西南和华北地区，其中云南、贵州、新疆、甘肃等地感染率超过 2%。阿米巴病的发生与卫生条件和社会经济状况的关系要比气候因素更为密切。近年来调查显示，局部地区或特殊人群的血清阳性率高达 11.05%。因此，阿米巴痢疾仍属于我国法定管理的传染病。

（一）形态

溶组织内阿米巴可分包囊和滋养体两个不同时期，成熟的 4 核包囊为感染期。

1. 滋养体 溶组织内阿米巴的滋养体大小在 10～60μm,当其从有症状患者组织中分离时,常含有摄入的红细胞,有时也可见白细胞和细菌。滋养体借助单一定向的伪足而运动,有透明的外质和富含颗粒的内质,具一个球形的泡状核,直径 4～7μm,但在培养基中的滋养体往往有 2 个以上的核。

2. 包囊 滋养体在肠腔里形成包囊的过程称为成囊。滋养体在肠腔以外的脏器或外界不能成囊。在肠腔内滋养体逐渐缩小,停止活动变成近似球形的包囊前期,以后变成一核包囊并进行二分裂增殖。胞质内有一特殊的营养储存结构即拟染色体,呈短棒状,对虫株鉴别有意义。在未成熟包囊中有糖原泡。成熟包囊有 4 个核,圆形,直径 10～16μm,包囊壁厚 125～150nm,光滑。核为泡状核,与滋养体的核相似但稍小。

(二)生活史

人是溶组织内阿米巴的适宜宿主,猫、犬和鼠等也可作为偶尔的宿主。溶组织内阿米巴的感染期为含四核的成熟包囊。被粪便污染的食品、饮水中的感染性包囊经口摄入通过胃和小肠,在回肠末端或结肠的中性或碱性环境中,包囊中的虫体脱囊而出并分裂发展成 8 个滋养体,随即在结肠上端摄食细菌并进行二分裂增殖。

滋养体既可侵入肠黏膜,引起肠壁溃疡,也可随血流进入其他组织或器官,引起肠外阿米巴病。在肠腔的滋养体可随粪便排出体外,滋养体在外界自然环境中只能短时间存活,即使被吞食也会在通过上消化道时被消化液所杀灭。

滋养体在肠腔内下移的过程中,随着肠内容物的脱水和环境变化等因素的刺激,而形成圆形的前包囊,分泌出厚的囊壁,经二次有丝分裂形成四核包囊,随粪便排出(图10-9)。包囊在外界潮湿环境中可存活并保持感染性数日至 1 个月,但在干燥环境中易死亡。

(三)致病性

1. 肠阿米巴病 溶组织内阿米巴滋养体侵袭肠壁引起肠阿米巴病。常见部位在盲肠和升结肠,其次为直肠、乙状结肠和阑尾。轻症患者可仅有间歇性腹泻。典型的阿米巴痢疾常有腹泻,粪便果酱色、伴奇臭并带血和黏液,有局限性腹痛、里急后重、恶心呕吐等症状。急性暴发性痢疾则是严重和致命性的肠阿米巴病,患者当中的 60% 可发展成肠穿孔,肠穿孔和继发性细菌性腹膜炎是肠阿米巴病最严重的并发症。慢性阿米巴病则长期表现为间歇性腹泻、腹痛、胃肠胀气和体重下降,可持续 1 年以上,甚至 5 年之久。

2. 肠外阿米巴病 是肠黏膜下层或肌层的滋养体进入静脉、经血行播散至其他脏器引起的阿米巴病。以阿米巴性肝脓肿最常见,患者以青年人男性为多见。肝脓肿穿破膈肌可继发多发性肺阿米巴病。1.2%～2.5% 的患者可出现脑脓肿,阿米巴性脑脓肿的病程进展迅速,如不及时治疗病死率高。

(四)标本采集与检查

对肠阿米巴病而言,粪检仍为最有效的手段。生理盐水涂片法可以检出活动的滋养体,对脓肿穿刺液等亦可行涂片检查。对慢性腹泻患者以检查包囊为主,可使用碘液涂片法。此外,还可以利用体外培养、核酸诊断、血清学诊断、影像学诊断等方法。

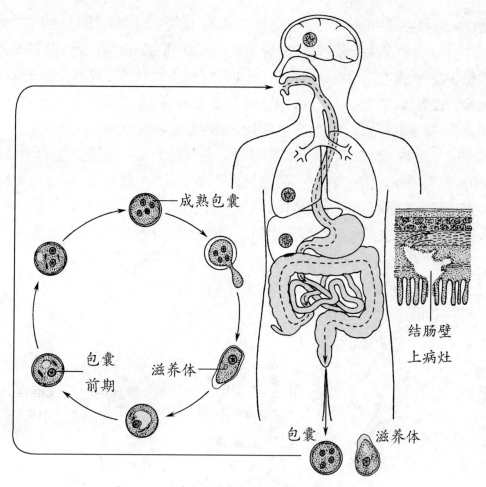

图 10-9　溶组织内阿米巴生活史示意图

结肠壁
上病灶

成熟包囊

包囊
前期

滋养体

包囊　　滋养体

（五）防治原则

预防的方法包括对粪便进行无害化处理,以杀灭包囊;保护水源、食物,免受污染;搞好环境卫生和驱除有害昆虫;加强健康教育,以提高自我保护能力。甲硝唑为目前治疗阿米巴病的首选药物。

二、疟　原　虫

疟原虫是疟疾的病原体,由按蚊传播,引起疟疾。寄生于人体的疟原虫共有四种,即间日疟原虫、恶性疟原虫、三日疟原虫、卵形疟原虫,在我国主要流行的是间日疟和恶性疟。疟疾是一种严重危害人类健康的寄生虫病,在全球热带和亚热带 90 多个国家和地区流行。我国个别省份疫情较为严重,经多年努力,疫情已基本得到控制。虽然我国在防治疟疾方面取得巨大成就,但消灭疟疾的任务仍很艰巨。四种疟原虫的形态和生活史基本相同,现以间日疟原虫为例予以说明。

（一）形态

疟原虫的形态包括人体肝细胞内的、红细胞内的及按蚊体内的各期形态,因红细胞内

的形态是诊断各种疟原虫的依据,所以现将红细胞内期疟原虫的形态结构描述如下:

1. 滋养体　有两个生长阶段,按发育先后,分为早期滋养体和晚期滋养体。早期滋养体胞质较少,中间有空泡,胞核小,位于虫体的一端,虫体似环形戒指,故称环状体;晚期滋养体又称大滋养体,整个虫体长大,胞核增大,胞质增多,有时伸出伪足,形态多变,同时出现疟色素,被寄生的红细胞胀大,颜色变淡,出现红色的薛氏小点。

2. 裂殖体　大滋养体发育成熟,胞核开始分裂成两个以上,但胞质并没有分裂,虫体变圆,为未成熟裂殖体。胞核继续分裂,胞质也随之分裂并包绕着核,形成12~24个裂殖子,同时疟色素集中成块,为成熟裂殖体。

3. 配子体　疟原虫经过数次裂体增殖后,部分裂殖子将发育为雌、雄配子体。雌配子体较大,充满整个红细胞,胞质色深,疟色素多,核小而致密,多偏于虫体的一侧;雄配子体较小,胞质色浅,疟色素少,核大而疏松,多位于虫体的中央。

间日疟原虫形态见图10-10。

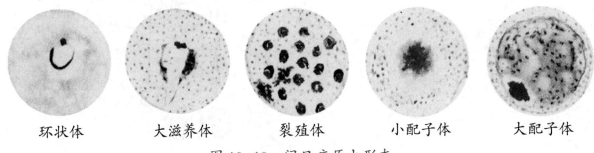

| 环状体 | 大滋养体 | 裂殖体 | 小配子体 | 大配子体 |

图10-10　间日疟原虫形态

(二)生活史

疟原虫的生活史需要人和按蚊两个宿主,有无性生殖和有性生殖两个时期。在人体内完成无性生殖期,人为其中间宿主;在按蚊体内完成有性生殖期,按蚊为其终宿主。

1. 在蚊体内的发育　雌性按蚊吸食患者或带虫者血液,疟原虫红细胞内期各阶段被蚊吸入胃内,在胃内只有配子体能够继续发育,成为雌、雄配子。雌、雄配子结合形成球形的合子,合子变长,能活动,成为动合子。动合子继续发育成囊合子,囊合子进行孢子增殖破裂后释放出大量的子孢子,子孢子经血淋巴集中于蚊的唾液腺,当按蚊再次叮咬人时,子孢子随蚊唾液进入人体。

2. 在人体内的发育　分红细胞外期和红细胞内期两个阶段。4种疟原虫寄生于红细胞的不同发育期,间日疟原虫和卵形疟原虫主要寄生于网织红细胞,三日疟原虫多寄生于较衰老的红细胞,而恶性疟原虫可寄生于各发育期的红细胞。

(1)红细胞外期:间日疟原虫完成红细胞外期的时间约8天。当子孢子进入人体约30分钟后,随血流侵入肝细胞并开始裂体增殖。子孢子的发育并不同步,有速发型和迟发型两种,速发型子孢子首先完成在肝细胞内的发育;迟发型子孢子则经过一段时间的休眠后,完成肝细胞内的裂体增殖,迟发型子孢子被认为与疟疾复发有关。

当裂殖体成熟后便胀破肝细胞,大量裂殖子被释放出来,一部分被巨噬细胞吞噬,另一部分侵入红细胞,开始红细胞内期的发育。

(2)红细胞内期:间日疟原虫完成一代红细胞内期裂体增殖约需48小时。当肝细胞释放的裂殖子进入血流后,便很快侵入红细胞。经早期滋养体、晚期滋养体、未成熟裂殖体几个发育阶段,形成含有12~24个裂殖子的成熟裂殖体。

成熟裂殖体胀破红细胞,释放出的裂殖子会再侵入正常的红细胞,重复裂体增殖。经几代裂体增殖后,部分裂殖子不再进行增殖,直接发育为雌、雄配子体。

间日疟原虫的生活史见图10-11。

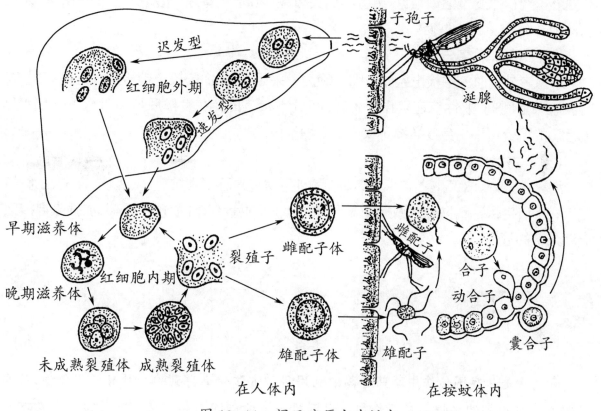

图 10-11　间日疟原虫生活史

(三)致病性

红细胞内的裂体增殖期是主要致病阶段。子孢子侵入人体到出现临床症状的时间间隔,为潜伏期。

1. 发作　红内期的裂体增殖破坏红细胞引起疟疾发作。典型的疟疾发作表现为周期性的寒战、发热、出汗退热三个连续阶段。发作的周期与红内期裂体增殖周期是一致的,间日疟和卵形疟隔日发作一次,三日疟隔两天发作一次,恶性疟隔日发作一次或不规则发作。

2. 再燃与复发　疟疾初发停止后,患者没有再感染,红细胞内残留的少量疟原虫在一定条件下又重新大量繁殖,再次出现疟疾的发作,称为再燃。引起再燃的原因是疟原虫抗原变异及宿主免疫力下降。疟疾初发患者红内期疟原虫已被消灭,未被蚊媒传播感染,经过数周至数年的潜隐期后,又出现疟疾发作,称为复发。复发的原因,多数学者认为是肝细胞内迟发型子孢子经过休眠后,再次侵入红细胞开始裂体增殖所致。

3. 贫血 疟疾发作,直接破坏红细胞,可出现贫血,发作次数越多,病程越长,贫血越严重;脾功能亢进,又加重贫血。

4. 脾大 疟疾初发 3~4 天后,脾脏开始增大,如早期治疗可恢复正常,慢性患者则很难恢复。

5. 凶险型疟疾 常发生在无免疫力或因各种原因延误诊治的重感染者,其来势凶猛,病死率高,以脑型疟最常见,患者剧烈头痛,持续高热、昏迷、重症贫血、肾衰竭等;死亡病例中 90% 以上属脑型疟。

(四)标本采集与检查

从患者外周血液中检出疟原虫即可确诊。采用厚、薄血膜染色镜检法进行检查,检查时注意采血时间,恶性疟在发作开始时,间日疟和三日疟在发作后数小时至 10 余小时。流行病的调查可采用免疫学诊断和分子生物学技术。

(五)防治原则

消灭传染源,治疗患者和带虫者,治疗的药物有青蒿素类抗疟药、氯喹、奎宁、乙胺嘧啶等;切断传播媒介,防蚊灭蚊是重要环节;加强健康教育,开展预防服药,加强来自疫区流动人口的管理。

 知识链接

青蒿素

青蒿素是从我国传统中草药青蒿中利用科学方法分离得到的一种有机化合物,对各种疟原虫红内期的无性体均有作用。中国科学家研制的青蒿素类复方药物——复方蒿甲醚被世界卫生组织(WHO)列入基本药物核心目录。2015 年 10 月,屠呦呦因新型抗疟药——青蒿素和双氢青蒿素的贡献,获得 2015 年度诺贝尔生理学或医学奖。

三、刚地弓形虫

刚地弓形虫简称弓形虫,寄生于人和多种动物的有核细胞内,引起人畜共患的弓形虫病。人患先天性弓形虫病,可致胎儿畸胎、死胎,影响优生优育。本虫属机会性致病原虫,在宿主免疫功能低下时如患 AIDS,可造成严重后果。

(一)形态

弓形虫主要有 5 种不同形态的发育阶段,即滋养体、包囊、裂殖体、配子体、卵囊,但与人体感染与致病有关的有3种,为滋养体、包囊、卵囊。

滋养体是指在宿主细胞内营分裂增殖的虫体(速殖子),呈香蕉形或半月形,虫体透明无色,长4~7μm,最宽处2~4μm。包囊呈圆形或椭圆形,直径为5~100μm,囊壁坚韧且富有弹性,内含数个至数百个滋养体(缓殖子)。卵囊呈圆形或椭圆形,从猫的粪便排出,直径为10~12μm,具有两层囊壁,光滑透明,里面充满均匀小颗粒。成熟卵囊内含2个孢子囊,分别含有4个新月形的子孢子。裂殖体为长椭圆形,一般内含10~15个裂殖子。裂殖子比滋养体小,形如新月,前尖后钝,呈扇状排列。配子体有雌雄之分,雌配子较大,10~20μm;雄配子较小,成熟后形成12~32个雄配子,两端尖细,长约3μm。刚地弓形虫形态模式图见图10-12。

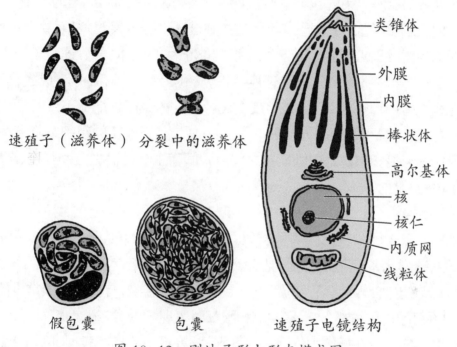

图10-12　刚地弓形虫形态模式图

(二)生活史

弓形虫的生活史可分为5期,包括无性生殖阶段和有性生殖阶段。无性生殖阶段可在肠外其他组织、细胞内进行,称肠外期发育。有性生殖只限于在猫科动物小肠上皮细胞内进行,称肠内期发育。

1. 速殖子期(滋养体)　速殖子(滋养体)在有核细胞内迅速分裂,占据整个宿主的细胞质,数个至数十个速殖子群落被宿主细胞膜包绕,形成假包囊。

2. 缓殖子期　在宿主免疫系统及药物的作用下,弓形虫从快速生长、分裂增殖的速殖子转化为缓慢生长、甚至几乎不生长的弓形虫缓殖子,并形成包囊。包囊可长期在组织内生存。

3. 裂殖体期　是由包囊内的缓殖子或成熟卵囊内的子孢子等在猫科动物小肠上皮细胞内裂体增殖,形成裂殖子的集合体。

4. 配子体期 游离的裂殖子侵入肠上皮细胞发育形成配子母细胞,进而发育成配子体。大配子(雌)和小配子(雄)结合后形成合子,最后发育成卵囊。卵囊破上皮细胞进入肠腔,随粪便排出体外。

5. 子孢子期 在适宜的外界环境中,卵囊内的孢子体发育繁殖,形成2个孢子囊,后每个孢子囊分化发育为4个子孢子,卵囊发育成熟。成熟卵囊是重要的感染阶段。

弓形虫生活史全过程需两种宿主,在猫科动物体内完成有性世代,同时也进行无性增殖,故猫是弓形虫的终宿主兼中间宿主。在其他动物或人体内,弓形虫只能完成无性生殖,故为中间宿主。弓形虫对中间宿主的选择极不严格,除哺乳动物外,鸟类、鱼类和人都可寄生。弓形虫对寄生组织的选择也无特异亲嗜性,除红细胞外的有核细胞均可寄生。当猫粪中的卵囊或动物肉类中的包囊或假包囊被人吞食后,在肠内逸出的子孢子、缓殖子或速殖子随即侵入肠壁,经血或淋巴扩散至全身并进入细胞内发育增殖,直至细胞破裂,速殖子侵入新的组织、细胞,重新繁殖。在免疫功能正常的机体,部分速殖子侵入宿主细胞后,特别是脑、眼、骨骼肌的虫体增殖速度减慢,转化为缓殖子,并分泌成囊物质,形成包囊。包囊在宿主体内可存活数月、数年或更长。当机体免疫功能低下或长期应用免疫抑制剂时,组织内的包囊可破裂,释出缓殖子,进入血流和其他新的组织细胞继续发育增殖形成假包囊。假包囊和包囊是中间宿主之间或中间宿主与终宿主之间互相传播的主要感染阶段(图10-13)。

(三)致病性

弓形虫病有先天性和获得性两种类型。先天性弓形虫病经胎盘感染,早期感染可导致流产、死胎、畸形儿,晚期感染可出现脑积水、脑钙化症等,其次表现为弓形虫眼病。获得性弓形虫病为经口食入包囊和卵囊所致,多数为隐性感染,有症状者最常见的是淋巴结肿大,多见于颌下和颈后淋巴结。累及脑和眼部时表现为脑炎、癫痫、精神异常、视网膜脉络膜炎等。隐性感染者在抵抗力低时可出现眼、脑等不同的临床表现,例如艾滋病患者常并发弓形虫病脑炎,病死率高。

(四)标本采集与检查

标本检查主要包括病原学和血清学检查,病原学检查具有确诊意义。涂片染色法是取急性期患者的腹水、胸腔积液、羊水、脑脊液、骨髓或血液经离心沉淀后取沉淀物作涂片,或者是采用活组织穿刺物作涂片,经染色后镜检弓形虫滋养体。涂片染色法简便但阳性率不高,目前比较常用的病原学检查法是动物接种分离法或细胞培养法。

(五)防治原则

加强卫生宣传教育,肉类检疫和养猫的管理,教育群众不吃生或半生的肉、蛋及未消毒的奶制品,对孕妇定期作弓形虫常规检查防止先天性弓形虫病发生。卵囊是重要的感染阶段,其对酸碱有相当强的抵抗力,但对干燥和热的抵抗力较弱,故加热是防止传播最有效的方法。弓形虫病的治疗可采用乙胺嘧啶与磺胺类药物联用,螺旋霉素为孕妇首选药。

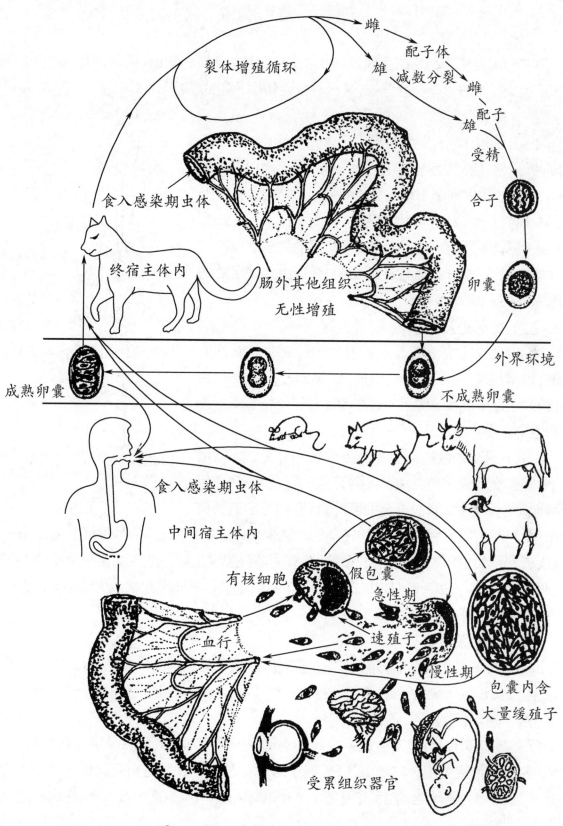

裂体增殖循环

雌
雄
配子体
减数分裂
雌
雄
配子
受精
合子
卵囊

食入感染期虫体

终宿主体内

肠外其他组织

无性增殖

成熟卵囊

外界环境

不成熟卵囊

食入感染期虫体

中间宿主体内

有核细胞

假包囊

急性期

血行

速殖子

慢性期

包囊内含
大量缓殖子

受累组织器官

图 10-13　刚地弓形虫生活史示意图

四、阴道毛滴虫

阴道毛滴虫是一种泌尿生殖道寄生虫,主要寄生女性的阴道、尿道,引起滴虫性阴道炎和尿道炎。本病呈全球性分布,是一种以性传播为主的疾病。

(一)形态

阴道毛滴虫仅有滋养体期。活体无色透明,似水滴样,有折光性,活动力强,固定后呈梨形,大小为(10~15)μm×30μm。虫体前端1/3处有一细胞核,呈椭圆形,核上缘有5颗毛基体,发出4根前鞭毛和1根后鞭毛,其外侧1/3处有一波动膜,虫体借助前鞭毛的摆动和波动膜的波动做螺旋式运动。1根轴柱纤细透明,纵贯虫体并自后端伸出体外(图10-14)。

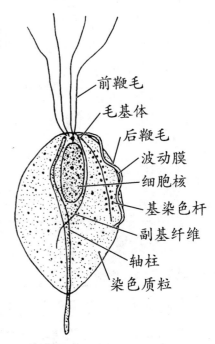

图10-14 阴道毛滴虫
滋养体

(二)生活史及致病性

阴道毛滴虫生活史简单。滋养体主要寄生在女性的阴道,也可出现于尿道、子宫等处,以纵二分裂法进行繁殖,通过性直接接触或使用公共浴池、浴具、坐便等间接接触而感染。滋养体既是感染阶段也是致病阶段。

阴道毛滴虫的致病与宿主的生理状态有关。正常情况下,健康女性的阴道内由于乳酸杆菌的存在,使阴道保持酸性环境,能够抑制滴虫及细菌的繁殖,称为阴道的自净作用;当滴虫寄生后,影响乳酸杆菌的产酸作用,使阴道内正常的酸性环境变为中性或碱性,有利于滴虫和细菌的生长、繁殖,造成阴道黏膜发生炎性病变。常见症状为白带增多、阴部瘙痒或烧灼感;若引起尿道炎,可有尿频、尿急和尿痛等症状。男性感染可引起尿痛、前列腺肿大等症状。

(三)标本采集与检查

取阴道后穹隆分泌物、尿液沉淀物、前列腺液做生理盐水涂片镜检活滋养体,冬季注意保温。瑞氏、姬氏染色镜检,查见本虫滋养体也可确诊。疑难病例可用培养法确诊。

(四)防治原则

开展普查普治,治疗无症状带虫者和患者,控制传染源。开展卫生宣传教育,注意个人卫生,不使用公用泳衣和浴具,提倡淋浴,慎用公共马桶,提高自我保护意识。首选治疗口服药物为甲硝唑,治疗前可用1:5 000高锰酸钾溶液或0.5%醋酸冲洗阴道效果更好。

第三节　医学节肢动物

一、医学节肢动物的共同特征和主要分类

（一）医学节肢动物的主要特征

1. 躯体和附肢（如足、触角、触须等）分节，结构对称。
2. 体表骨骼化，由甲壳质及醌单宁蛋白组成，又称外骨骼。
3. 循环系统开放式，整个循环系统的主体称为血腔，内有无色或不同颜色的血淋巴。
4. 发育史多数经历蜕皮和变态。

（二）医学节肢动物的主要分类

节肢动物门常分为 15 个纲，其中与医学有关的节肢动物分属为以下 5 个纲，最主要的是昆虫纲和蛛形纲。

1. 昆虫纲　虫体分头、胸、腹 3 部。头部有触角 1 对，胸部有足 3 对。与医学有关的常见种类有蚊、蝇、白蛉、蠓、蚋、虻、蚤、虱、臭虫、蟑螂、锥蝽、桑毛虫、松毛虫、毒隐翅虫等。

2. 蛛形纲　虫体分头胸和腹两部或头胸腹愈合成躯体，有足 4 对，无触角。与医学有关的常见种类有硬蜱、软蜱、恙螨、疥螨、蠕形螨、尘螨、粉螨、蜘蛛和蝎子等。

3. 甲壳纲　虫体分头胸和腹两部，触角 2 对，着生在头胸部前方，步足 5 对，生于头胸部两侧，多数种类营水生生活。与医学有关的种类有淡水蟹、淡水虾、蝲蛄、剑水蚤等。

4. 唇足纲　虫体窄长，腹背扁，分为头及躯干部，躯干部由若干形状相似的体节组成。头部有触角 1 对，躯干部除最后两节外，每一体节各有足 1 对。第一体节有 1 对毒爪，螫人时，毒腺排出有毒物质伤害人体，与医学有关的种类有蜈蚣等。

5. 倍足纲　体呈长管形，多节，由头及若干形状相似的体节组成。头部有触角 1 对，除第一体节外，每节有足 2 对，所分泌的物质常引起皮肤过敏，与医学有关的种类有马陆等。

二、医学节肢动物对人类的危害

节肢动物对人体的危害大致可分为直接危害和间接危害两方面。直接危害是指由节肢动物对人体直接骚扰、吸血、螫刺、毒害、寄生，以及由其引发的过敏反应等所导致的节肢动物源性疾病。间接危害是指节肢动物作为媒介传播病原体导致的虫媒病，病原体按其传播过程中与节肢动物媒介的关系可分为机械性传播和生物性传播。

（一）直接危害

1. 骚扰和吸血　蚊、白蛉、虱、臭虫、蚋、蠓、虻、蜱、螨等多种节肢动物都能叮刺吸血，被叮刺处有痒感，重者出现丘疹样荨麻疹，影响工作和睡眠。疥螨则主要寄生在人体皮肤

表层内,以前足跗节爪突机械性刺激损伤皮肤,引起散在性小丘疹、水疱,导致瘙痒影响入睡。

2. 螫刺和毒害　有些节肢动物如蜂、蜱和毒蜘蛛等有毒腺、毒毛或体液有毒,螫刺时将毒液注入人体而使人受害。轻者引起局部红肿疼痛、皮肤炎症等,重者出现心悸、出汗、血压下降等休克症状。有些可导致神经麻痹、心律不齐、血管内血栓形成、呼吸衰竭等,常可致死。

3. 超敏反应　医学节肢动物的涎腺、分泌物、排泄物和脱落的表皮都是异源性蛋白,可引起过敏反应。昆虫叮刺引起的过敏反应多局限于皮肤,偶可引起全身性超敏反应;尘螨引起哮喘、鼻炎等。

4. 寄生　有些节肢动物可寄生于人的体内和体表并引起病变,如某些蝇类幼虫寄生引起蝇蛆病、疥螨寄生于皮下引起疥疮等。

(二)间接危害

1. 机械性传播　节肢动物对病原体的传播仅起着携带、输送的作用,病原体可以附着在节肢动物的体表、口器上或通过消化道散播。在携带和传播过程中,病原体的形态和数量均不发生变化,如蝇传播伤寒、痢疾、霍乱等疾病。

2. 生物性传播　病原体在节肢动物体内经历发育或/和繁殖的阶段,才具有感染性,然后再被传播到新的宿主。通常根据病原体在节肢动物体内的发育与繁殖的情况,将病原体与媒介节肢动物的关系分为4种形式。

(1)发育式传播:病原体在节肢动物体内只有发育而没有繁殖过程,即病原体在节肢动物体内仅有形态结构及生理特性的变化,在数量上没有增加。例如丝虫幼虫在蚊体内的发育。

(2)繁殖式传播:节肢动物仅为病原体繁殖的场所,病原体在节肢动物体内经过繁殖,数量增多,但无形态变化。例如黄热病毒、登革病毒在蚊虫体内,恙虫病立克次体在恙螨体内,鼠疫杆菌在蚤体内,回归热螺旋体在虱体内的繁殖等。

(3)发育繁殖式传播:病原体在节肢动物体内,不但发育而且繁殖,不仅有形态上的变化,而且在数量上增加。病原体必须在虫媒体内完成发育和繁殖过程后才能传染给人。例如疟原虫在按蚊体的发育和繁殖。

(4)经卵传递式传播:病原体不仅在节肢动物体内繁殖,而且能侵入卵巢,经卵传递到下一代并使之也具有感染性。例如乙型脑炎病毒和登革病毒等都可以经蚊卵传递。

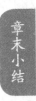

章末小结　　本章的学习重点是常见的线虫、吸虫、绦虫和医学原虫的寄生部位、感染阶段、感染方式及致病性。在学习过程中,应掌握蛔虫、钩虫和蛲虫的成虫形态为圆柱状,生活史简单,无须中间宿主,蛔虫和蛲虫经口感染,钩虫经皮肤感染,成虫寄生于消化道,分别引起蛔虫病、蛲虫病和钩虫病。肝吸虫和血吸虫的生活史复杂,均需中间宿主,肝吸虫经口感染,血吸虫经皮肤感染,分别引起肝吸虫和血吸虫病。猪带绦虫,人既是中间宿主又是终宿主,经口感染,引起囊尾蚴病和猪带绦虫病。疟原虫和弓形虫生活史复杂,其中疟原虫寄生于肝细胞和红细胞内,通过蚊虫叮咬途径感染引起疟疾;弓形虫寄生于有核细胞内,经口感染引起弓形虫病。阴道毛滴虫生活史简单,常寄生于阴道,经直接或间接接触感染引起阴道炎。溶组织内阿米巴经口感染,引起肠阿米巴病和肠外阿米巴病。

（于海潮）

思考与练习

1. 蛔虫幼虫在人体内移行过程中,经过哪些脏器?
2. 简述钩虫引起贫血的原因。
3. 简述日本裂体吸虫的生活史,它的感染阶段是什么?
4. 溶组织内阿米巴有哪些不同的时期? 它的感染阶段是什么?
5. 简述间日疟原虫在人体内的发育阶段。

附 录

实 验 指 导

实验室规则

病原生物及免疫学基础实验操作大多以病原微生物为实验对象,学生在进入实验室之前应充分了解微生物的特性及潜在的生物危害,实验中应严格遵守无菌操作,防止实验中自身感染和环境污染。此外还应注意防止火灾、烧伤等意外事故的发生。

1. 衣着规范、整洁 进入实验室应穿好工作服,工作服应经常清洗保持清洁。

2. 个人物品按规定摆放 非实验必备用品严禁带入实验室,必备的教材、用具等物品带入室内应放于规定位置。

3. 实验室内严禁吃零食、吸烟或舔咬笔等。不可把物品放入口中,操作时不要佩戴任何饰品,长发应扎好或置于帽中。

4. 按实验步骤认真有序完成实验各项操作,严格执行无菌操作,并做好实验记录。

5. 实验室内应保持安静、整洁、有秩序,不得高声喧哗、打闹或随便走动等,以免发生意外或影响他人实验。

6. 实验室内物品应存放于指定位置。凡具有传染性的实验标本、培养物、带菌材料、动物、器具等,均须按要求处理,不得随便乱放或用自来水冲洗。实验室内任何物品不得携出室外。

7. 实验操作时发生差错或意外事故,如划破皮肤、吸入菌液以及有菌材料污染台面、衣物等应立即报告实验指导老师及时处理,不得擅自处理或隐瞒。

8. 易燃物品(乙醇、二甲苯)不得接近火源。若一旦着火,应沉着处理,应迅速用湿布或沙土覆盖扑灭。

9. 爱护实验室内各种仪器设备,严格按照使用规则操作。不得随意拨弄开关;培养箱等开门后及时关好;显微镜使用后要擦干净,各功能部件复位后方可放回。如不慎损坏实验器材时,应报告老师,进行登记处理。

10. 实验结束时,应整理好实验器材,物归原处。需培养的培养物做好标记(如姓名、学号、标本号等)放入培养箱内,用过的有菌器材及培养物观察完毕放入污物桶并集中到指定的位置,以便做进一步处理。

11. 实验结束后,值日生在实验老师指导下,消毒实验台面,清扫实验室,关好水电和门窗。

12. 离开实验室前,脱下工作服并反折放入指定位置,用消毒液浸泡双手5~10分钟,并用清水冲洗干净。

实验一　细菌的形态与结构观察

【实验目的】

1. 熟练掌握显微镜油镜的使用与保养方法。

2. 学会观察细菌基本形态和特殊结构。

3. 学会细菌涂片的制作、革兰氏染色法操作及结果判断。

【实验准备】

1. 菌种　葡萄球菌培养物、大肠埃希菌培养物。

2. 仪器　光学显微镜。

3. 试剂及材料　细菌染色标本片、镜油(如香柏油)、二甲苯、擦镜纸、革兰氏染液、酒精灯、接种环、载玻片等。

4. 环境　病原生物实验室,环境整洁、宽敞,光线适宜。

【实验学时】

2 学时。

【实验方法与结果】

一、实验方法

(一)显微镜油镜的使用和保护

1. 油镜的原理　细菌体积微小,需借助显微镜才能观察清楚。从聚光器出来的光线通过折光率与玻片(n=1.52)相近似的香柏油(n=1.515)可减少折射,增加进入透镜的光线,使视野的亮度增加,提高分辨率,获得清晰的物像(实验图 1-1)。用光学显微镜观察时,通常目镜为 10×,油镜为 100×,故放大倍数为 1 000 倍。油镜头下缘一般刻有一圈白线,并刻有 100× 或 Oil 等字样。

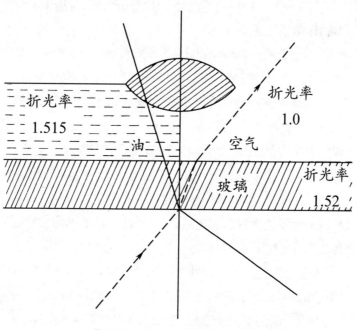

实验图 1-1　油镜原理示意图

2. 油镜的使用与保护

（1）取用显微镜时，一手紧握显微镜的镜臂，一手托镜座，轻拿轻放，避免碰撞。

（2）将显微镜平稳地放在水平实验台上。使用油镜时，必须端坐，不能将镜臂弯曲，使载物台倾斜，以免菌液或香柏油流出而污染载物台或台面。

（3）使用显微镜应采取端坐位。转动转换器，先将低倍镜对准中央聚光器，打开灯光电源开关，并调节光线强弱。若以自然光线为光源时，用反光镜的平面；以灯光为光源时，用反光镜的凹面。可通过升降集光器和缩放光圈获取最佳亮度。

（4）将标本置于水平载物台上，用固定夹固定，调整标本至物镜正下方。先用低倍镜找到标本范围，提高镜筒，转换油镜头，升高聚光器，打开光圈。

（5）在标本待检部位滴加1滴香柏油，眼睛从镜筒侧面观察，转动粗螺旋，缓慢将油镜头降至油内，但不要碰到载玻片，以免损伤镜头或玻片。然后从目镜上观察，调节粗螺旋使镜筒慢慢上移（不能下降，以免压碎标本和损坏油镜头），看到模糊物像时，换用细螺旋调节至物像清晰为止。

（6）观察标本时应练习两眼同时睁开观察，最好左眼观察，右眼配合绘图或记录。

（7）观察完毕，用粗螺旋将镜筒提升，立即用擦镜纸（切不可用手、布或其他纸类）擦净镜头上的镜油。如油已干，可在擦镜纸上滴少许二甲苯擦拭，并随即用擦镜纸擦去残留的二甲苯。然后转动旋转器，将物镜转成八字形，下降镜筒和聚光器，关闭光源，竖起反光镜，罩好镜套，将显微镜放入指定位置。

（8）取拿显微镜时，要双手托持，轻拿轻放。平时放置时要注意通风干燥。

（二）细菌的基本形态和特殊结构观察

1. 示教　多媒体或光学显微镜示教细菌标本的基本形态和特殊结构的观察。

2. 细菌的基本形态的观察　学生显微镜下观察各种球菌、杆菌和螺形菌的染色标本片，认识细菌的基本形态。观察时应注意细菌的形态、大小、排列和染色性，同时绘图和记录。

3. 细菌的特殊结构观察　学生显微镜下观察肺炎链球菌的荚膜、破伤风梭菌的芽孢、伤寒沙门菌的鞭毛。注意细菌菌体与特殊结构的形态、染色、大小、位置等特点，并绘图和记录。

（三）细菌涂片标本制作和革兰氏染色法

1. 细菌涂片标本制作　细菌涂片标本制作的基本步骤为：涂片→干燥→固定。

（1）涂片：取洁净载玻片1张，将接种环在酒精灯火焰中烧灼灭菌，用接种环分别取少量生理盐水于载玻片中央或略偏右侧，再用灭菌接种环分别挑取大肠埃希菌和葡萄球菌落少许，在生理盐水中研磨，涂布成约1cm² 大小的均匀浑浊、半透明菌膜。如为液体标本，可直接涂布于载玻片上。

（2）干燥：将玻片置室温中自然干燥，必要时可将菌液面向上置火焰上方烘干，切勿紧靠火焰，以免烤焦。

（3）固定：将已干燥的细菌涂片标本面向上，用玻片夹夹住玻片一端，以中等速度通过酒精灯火焰温度最高处3次，载玻片以热而不烫为宜。固定后，可根据检查目的不同，选用不同的染色方法进行染色。滴加染液，以覆盖标本为度，不宜过多。

固定的目的：①杀死细菌，使细菌蛋白质凝固变性，易于着色；②改变细菌细胞膜通透性，便于染料进入；③使细菌牢固附着于玻片上，染色中不脱落。

2. 革兰氏染色法　是细菌学上最常用的染色方法，包括四个染色步骤。

（1）初染：滴加结晶紫染液1～2滴于已固定的涂片标本上，使其完全覆盖菌膜，室温染色1分钟，细流水冲洗，去除多余染料。

（2）媒染：滴加卢戈碘液1～2滴，室温染色染1分钟，细流水冲洗，去除多余染料，并用吸水纸吸干玻片多余水分。

（3）脱色：滴加95%乙醇数滴，轻轻摇动玻片，并补充乙醇至流过菌膜的乙醇无色为止（0.5～1分钟）。用细流水冲洗。

（4）复染：滴加稀释苯酚品红液1～2滴，复染0.5分钟。用细流水冲洗，用滤纸吸干玻片水分。后用低倍镜找到视野，滴加香柏油，在油镜下观察细菌的染色性、细菌形态及排列方式。

二、实验结果

革兰氏染色结果：葡萄球菌染成紫色，为革兰氏阳性菌（G$^+$）；大肠埃希菌染成红色，为革兰氏阴性菌（G$^-$）。

（王丽红）

实验二 细菌人工培养与生长现象观察

【实验目的】

1. 熟练掌握细菌的接种方法。

2. 学会培养基的制备程序及了解常用培养基的种类。

3. 学会观察细菌在培养基上生长现象与代谢产物。

【实验准备】

1. 物品 接种环、接种针、酒精灯、牛肉膏、蛋白胨、琼脂、氯化钠、生理盐水、普通琼脂平板、血琼脂平板、琼脂斜面培养基、葡萄球菌培养物、大肠埃希菌培养物等。

2. 器械 恒温培养箱、超净工作台、三角烧瓶、平皿、试管等。

3. 环境 病原生物实验室，环境整洁、宽敞，光线适宜。

【实验学时】

2学时。

【实验方法与结果】

一、实验方法

（一）常用培养基的制备（示教）

1. 制备原则 ①适当的营养成分；②合适的酸碱度；③配制后经灭菌方可使用。

2. 原料准备 牛肉膏、蛋白胨、琼脂、氯化钠、蒸馏水等。

3. 制备程序 配料—熔化—测定及矫正pH—滤过—分装—灭菌—备用。

4. 常用培养基

（1）肉汤培养基：取1 000ml蒸馏水，三角烧瓶内注入少量蒸馏水，覆盖三角烧瓶底部，取牛肉膏3～5g，蛋白胨10g，氯化钠5g加入蒸馏水中，以剩余蒸馏水冲洗三角烧瓶内壁附着粉末，混合均匀后，加热溶解并随时搅拌以防外溢，溶解完毕注意补足蒸发的水分。调整pH至7.4～7.6，过滤澄清后高压蒸汽灭菌备用。可供绝大多数细菌生长。

（2）普通琼脂培养基：取100ml肉汤培养基，加入2～3g琼脂，加热溶化，过滤，分装于烧瓶或试管中。高压蒸汽灭菌后，待肉汤琼脂冷至50～60℃时，以无菌操作倾入灭菌的空培养皿中，缓慢转动平皿，使培养基均匀覆盖平皿底部，盖好皿盖，置于水平桌面冷凝后即成普通琼脂平板，用于分离细菌；

或趁热将试管倾置,冷凝后制成琼脂斜面,用于增殖或保存菌种。

(3)半固体培养基:取 100ml 肉汤培养基,加入 0.3～0.5g 琼脂,分装于烧瓶或试管中,高压蒸汽灭菌后备用。主要用于保存菌种或观察细菌动力。

(4)血液琼脂培养基(血平板):在普通琼脂培养基中,加入 5%～10% 脱纤维绵羊或兔血液制成,可供培养链球菌、肺炎链球菌等营养要求较高的细菌。

每批培养基制成后需经检定方可使用,检定时将培养基放于 37℃ 培养箱内培养 24 小时后,如培养基没有细菌生长为合格。同时用已知菌种对培养基进行抽样检查,观察菌种在培养基上生长繁殖现象及生化反应情况,符合要求者方可使用。制好的培养基,不宜保存太久,宜少量勤做为宜。每一批次都应注明名称、分装量、制作日期等,并置于 4℃ 冰箱中冷藏备用,一般可保存 2 周时间。

(二)细菌接种法

1. 平板分区划线接种法　主要用于细菌的分离培养,具体操作方法为:①右手持接种环,在酒精灯火焰上烧灼灭菌。待冷却后,挑取 1 环葡萄球菌与大肠埃希菌混合菌液。②左手持普通琼脂平板,以拇指启开皿盖,其余手指固定平皿,皿盖与皿底不能超过 45°。③右手持接种环挑取的菌液轻轻涂在平板最深边缘处(为原始部位),烧灼灭菌接种环,待冷却,然后从原始部位开始,进行第 1 次划线。划线时,接种环与平皿底平面保持 30°～45°,切忌用力过猛,以免划破培养基。用腕力使接种环在培养基上来回划动,做 Z 字形划线。划线要尽量做到密、直、匀,划出第一个区域,约占平板表面 1/5。④用左手大拇指与中指旋转平板约 60°,烧灼接种环灭菌,待冷却,进行第 2 次划线。用同样方法进行第 3、第 4 或第 5 次划线,每次划线与前次划线重叠 2～3 条(实验图 2-1)。⑤划线完毕,烧灼接种环灭菌,合上皿盖,并在皿底记录标本名称(或标本号)、接种日期。将平皿倒置放于 37℃ 培养箱中,18～24 小时后观察结果。

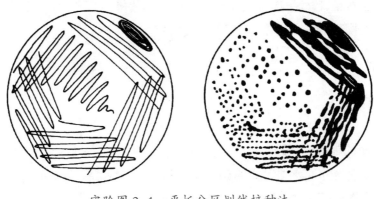

实验图 2-1　平板分区划线接种法

2. 连续划线　主要用于含菌量少的标本的分离培养。挑取少量葡萄球菌培养物或大肠埃希菌培养物,涂于平板培养基的 1/5 处,然后由此开始在平板表面连续 Z 字形划线,直至画满整个平板。

3. 斜面培养基接种法　主要用于细菌的纯培养及保存菌种,某些特殊的斜面培养基可用于观察细菌的生化反应等。具体操作:①用左手手指握住斜面培养管,拇指压在试管底部上方,斜面向上;②右手持接种环(针),并烧灼灭菌,待冷;③右手持接种环(针)的同时,用小指和手掌拔取试管塞,将试管口通过火焰灭菌;④用接种环(针)挑取细菌标本(大肠埃希菌),迅速伸入培养管内,在斜面上先由底部向上划一条直线,再由斜面底部向上轻轻蛇形划线;⑤取出接种环(针),在火焰上灭菌管口,塞上管塞,灭菌接种环(针),将培养管做好标记,置 37℃ 培养箱培养 18～24 小时。

4. 液体接种法　主要用于增菌培养及细菌生化反应等。具体操作:①同斜面培养基接种法①②③;②用接种环(针)挑(蘸取)细菌标本(大肠埃希菌),伸入肉汤管内,在接近液面上方的管壁上轻轻研磨,使细菌混入肉汤中;③将试管口在火焰上灭菌,塞上试管塞,灭菌接种环(针),将肉汤管做好标记,置37℃培养箱中培养18~24小时后观察结果。

5. 穿刺接种法　常用于观察细菌动力。具体操作:①如同斜面接种法,左手握半固体培养基管;②右手持接种针,并烧灼灭菌,待冷却;③右手持接种针的同时用小指和手掌拔取管塞,将管口通过火焰灭菌;④用接种针蘸取细菌标本(大肠埃希菌),将接种针从培养基中心部向下垂直刺入,约培养基深度3/4,并循原线路退出;⑤试管口通过火焰,塞上管塞,灭菌接种针。将培养管做好标记,置37℃培养箱培养18~24小时。

(三)细菌生长现象及代谢产物观察(示教)

1. 细菌在培养基中的生长现象

(1)在液体培养基中的生长现象:①均匀混浊生长(金黄色葡萄球菌);②形成菌膜(枯草芽孢杆菌);③沉淀生长(链球菌)。

(2)在固体培养基上的生长现象:注意观察菌落的大小、形态、透明度、颜色、湿润度、表面及边缘等,在血琼脂平板上还要观察菌落周围有无溶血环等。金黄色葡萄球菌可形成直径2~3mm、金黄色、圆形凸起、湿润不透明、边缘整齐的菌落。大肠埃希菌则形成较大、灰白色、圆形、光滑、湿润的菌落。

(3)在半固体培养基中的生长现象:主要观察细菌有无动力。大肠埃希菌有鞭毛,有动力,沿穿刺线向周围扩散生长,穿刺线模糊,四周呈雾状;葡萄球菌无鞭毛,无动力,沿穿刺线生长,穿刺线变粗四周培养基透明澄清。

2. 细菌代谢产物观察(示教)

(1)糖发酵试验:将大肠埃希菌分别接种到葡萄糖及乳糖发酵管中,再将痢疾志贺菌分别接种到葡萄糖及乳糖发酵管中,置37℃培养箱中培养18~24小时后观察结果。大肠埃希菌既能分解乳糖,又能分解葡萄糖产酸产气,使培养基变黄色,倒置小导管中有气泡,用符号"⊕"表示;痢疾志贺菌分解葡萄糖只产酸不产气,培养基变黄,导管中无气泡,用"+"表示;痢疾志贺菌不分解乳糖,发酵管不变色,导管中无气泡,用"-"表示。

(2)靛基质试验:将大肠埃希菌、痢疾志贺菌分别接种到两支蛋白胨水中,37℃培养18~24小时后,沿培养基管壁缓慢滴入靛基质指示剂0.5ml(2~3滴),使试剂浮于培养物表面,形成两层,观察结果。接种大肠埃希菌的试管两液面交界处出现红色,为阳性,用"+"表示;接种痢疾志贺菌的试管不出现红色,为阴性,用"-"表示。

二、实验结果

1. 培养基的制备　见实验表2-1。

实验表2-1　常用培养基的制备

培养基类型	外观、性状	无菌试验	用途	保存
液体培养基				
固体培养基				
半固体培养基				

2. 细菌生长现象　见实验表2-2。

实验表2-2　细胞生长现象

培养基类型	生长现象
液体培养基	
固体培养基	
半固体培养基	

3. 代谢产物观察　见实验表2-3。

实验表2-3　细菌代谢产物观察

菌名	葡萄糖发酵	乳糖发酵
大肠埃希菌		
痢疾志贺菌		

（王丽红）

实验三　细菌分布检查与消毒灭菌

【实验目的】

1. 熟练掌握消毒、灭菌方法。

2. 熟练掌握药物敏感试验。

3. 学会不同部位细菌的检查方法。

【实验准备】

1. 物品　培养基、培养皿、接种杯、L棒、镊子、吸管、试管、无菌棉拭子、药敏纸片、毫米尺、待检菌、无菌生理盐水、抗菌药物纸片。

2. 器械　手提式高压蒸汽灭菌器、电热干燥箱、电热恒温培养箱。

3. 环境　超净工作台。

【实验学时】

2学时。

【实验方法与结果】

一、实验方法

（一）细菌的分布检查

1. 空气中细菌检查　取2个普通琼脂平板，一个平板打开培养皿暴露在实验室空气中10分钟后盖上培养皿盖子，另一个平板放在超净工作台暴露10分钟后盖上培养皿盖子，分别做好标记，置37℃培养18～24小时，观察并记录实验结果。

2. 水中细菌检查　用无菌试管采集自来水10ml，用无菌吸管吸出1ml，滴在普通琼脂培养基上，用L棒涂布均匀，盖上培养皿盖子，做好标记，置37℃培养18～24小时，观察并记录实验结果。

3. 物体表面细菌的检查　取 1 个普通琼脂平板,标记"文具"。用无菌棉签蘸取无菌生理盐水,在文具上涂擦后,在琼脂平板上做连续划线接种,置 37℃培养 18～24 小时,观察并记录实验结果。

4. 咽喉部、口腔中细菌分布检查　分别用无菌水浸湿后的灭菌拭子在咽喉部、口腔中采集标本,标本分别涂抹接种于血平板及普通琼脂平板的某一边,涂抹约为平板面积的 1/5,再分别用灭菌接种环分离划线至表面用完为止,盖好皿盖,做好标记,置 37℃培养 18～24 小时,观察并记录实验结果。

(二)消毒灭菌试验

1. 皮肤消毒实试验　取 1 个普通琼脂平板,在底面用记号笔划分两半,注明"消毒前"和"消毒后"。将一手指在注明"消毒前"的培养基表面轻轻涂抹后,将此手指用 75% 乙醇皮肤消毒,待干后,再在注明"消毒后"的培养基表面轻轻涂抹。置 37℃培养 18～24 小时,观察并记录实验结果。

2. 高压蒸汽灭菌法

(1)操作方法:①加水至高压蒸汽灭菌器内规定的要求量,放入欲灭菌物品,盖好器盖、对称旋紧螺旋,密闭高压蒸汽灭菌器;②加热高压蒸汽灭菌器,在压力升至 39.23kPa 时排气一次,待冷空气全部排出后,关闭排气阀。继续加热,高压蒸汽灭菌器内压力又逐渐升高,直到压力表指针到所需压力值时调节热源,维持 15～30 分钟。

(2)注意事项:①检查排气阀及安全阀,按质量安全要求标准定期检测其性能,以免发生危险;②灭菌前必须将高压蒸汽灭菌器内冷空气完全排出,否则灭菌器内达不到 121.3℃,灭菌不彻底;③灭菌物品不宜放置过挤而妨碍蒸汽流通,影响灭菌效果;④灭菌时间到达后,停止加热,待压力自行下降至零时方向方可打开排气阀,以防瓶内液体外溢。

(三)药物敏感试验

1. 取普通平板 1 个,用无菌棉拭子蘸取菌液,在管壁内壁挤出多余菌液,在琼脂平板表面均匀涂抹接种 3 次,每次旋转 60°,最后在平板内壁来回涂抹 2 周。接种后将平板置室温干燥 5 分钟。

2. 用无菌镊子夹取各种抗菌药物纸片,轻轻贴在已接种细菌的琼脂培养基表面,一次放好,不能移动,用镊子轻轻按压,使纸片与琼脂表面完全接触。各纸片中心间距离不得小于 24mm,纸片边缘距离平皿内缘不得小于 15mm。90mm 的平板放 6 种药物纸片。

3. 平皿倒置,置 37℃培养 18～24 小时,观察并记录实验结果。

二、实验结果

1. 记录空气、水、物品表面、咽喉部、口腔中细菌检查的结果。

2. 记录皮肤表面消毒试验的结果。

3. 记录药物敏感试验的结果。

(梁艳丽)

实验四　免疫学实验

【实验目的】

1. 熟练掌握速发型超敏反应的机制及其表现。

2. 熟练掌握抗原抗体反应的原理。

3. 学会动物过敏性休克试验的方法。

4. 学会斑点金免疫层析试验的方法及结果判定。

【实验准备】

1. 物品　健康豚鼠、正常马血清、鸡蛋清、2%碘酒、75%乙醇、生理盐水、待检尿液、"一步金法"早早孕妊娠诊断试纸条。

2. 器械　无菌注射器、针头、剪刀、解剖用具、尿液收集杯。

【实验学时】

2学时。

【实验方法与结果】

一、实验方法

（一）豚鼠过敏反应

1. 致敏注射　取3只豚鼠,分别以甲、乙、丙标记。取甲、乙豚鼠,均在皮下注射1:10稀释的马血清0.1ml,使之致敏。丙豚鼠注射0.1ml生理盐水作为对照。

2. 发敏注射　经2~3周,甲豚鼠心脏注射鸡蛋清1~2ml,乙、丙豚鼠心脏注射马血清1~2ml。

（二）抗原抗体反应:斑点金免疫层析试验——妊娠试验

将试纸条下端插入尿液中10秒左右,注意尿液不要超过MAX线,取出后放平,置室温下3分钟,肉眼观察结果。

二、实验结果

1. 乙豚鼠将在注射抗原数分钟后出现不安、竖毛、抓鼻、打喷嚏、抽搐、呼吸困难、大小便失禁及痉挛性跳跃等反应,严重者会导致死亡。解剖可见肺气肿。甲、丙豚鼠均不出现过敏症状。

2. 若出现两条紫红色线为妊娠试验阳性,若仅出现质控线显示紫红色为妊娠试验阴性,若质控线、检测线都没有紫红色反应线出现,说明试验失败或试纸条失效。强阳性尿液中hCG含量较多,因此质控线可能不出现或极淡浅,而仅在反应区显示淡紫色条带。

（梁艳丽）

实验五　常见人体寄生虫

【实验目的】

1. 熟练掌握人体寄生虫的常见检查方法。

2. 学会镜下观察人体常见寄生虫虫卵、成虫、幼虫。

3. 学会观察吸虫中间宿主、猪带绦虫感染阶段标本。

【实验准备】

1. 物品　人体常见寄生虫虫卵玻片标本,人体常见寄生虫成虫、幼虫标本,吸虫中间宿主、猪带绦虫感染阶段标本,粪便标本,载玻片,竹签,饱和盐水,浮聚瓶,透明胶带。

2. 器械　光学显微镜、剪刀。

【实验学时】

2学时。

【实验方法与结果】

一、实验方法

（一）人体常见寄生虫虫卵观察

镜下观察蛔虫卵、钩虫卵、蛲虫卵、肝吸虫卵、肺吸虫卵、日本裂体吸虫卵、带绦虫卵玻片标本。观察各种虫卵的大小、形态、颜色、卵壳和卵内结构（实验表 5-1）。

实验表 5-1　各种虫卵的大小、形态、颜色、卵壳和卵内结构

虫卵	大小 /μm	形状	颜色	卵壳	卵内结构
受精蛔虫卵	(45～75)×(35～50)	宽椭圆	棕黄色	厚	壳外有凹凸不平的蛋白质膜，内有一个卵细胞
未受精蛔虫卵	(88～94)×(39～44)	长椭圆	黄色	薄	壳外蛋白质膜薄，易脱落，卵内充满折光性颗粒
钩虫卵	(56～76)×(36～40)	椭圆	无色	薄	卵内有2～4个卵细胞，与卵壳之间有明显间隙
蛲虫卵	(50～60)×(20～30)	柿核形	无色	厚	一侧较平，一侧稍微隆起，卵内含一幼虫
肝吸虫卵	(27～34)×(11～20)	芝麻粒状	黄褐色	厚	卵盖明显，有肩峰和小疣，卵内含一毛蚴
肺吸虫卵	(80～118)×(48～60)	椭圆	金黄色	厚薄不均	卵盖明显倾斜，卵内含一卵细胞和多个卵黄细胞
日本裂体吸虫卵	(70～106)×(50～80)	椭圆	淡黄色	薄	无卵盖，有侧棘，内含毛蚴，毛蚴与卵壳之间有油滴状分泌物
猪带绦虫卵	直径31～43	球形	棕褐色	薄，易脱落	胚膜厚，有放射状条纹，内含六钩蚴

（二）人体常见寄生虫成虫、幼虫观察

1. 肉眼观察蛔虫、钩虫、蛲虫、肝吸虫、肺吸虫、日本裂体吸虫、猪带绦虫大体标本。注意形态、颜色、大小、前后端及雌雄区别。

2. 镜下观察猪带绦虫孕节玻片标本，注意孕节形态及子宫的侧支数。

3. 肉眼观察囊尾蚴的形状、大小、颜色、囊壁的厚薄、头节凹入囊内的白色小点的特点。

4. 低倍镜下观察日本裂体吸虫尾蚴染色玻片标本，注意尾蚴体部、尾部的特点。

（三）吸虫中间宿主、猪带绦虫感染阶段标本观察

1. 肝吸虫　肉眼观察第一中间宿主豆螺、沼螺，第二中间宿主淡水鱼、虾的形态特征。

2. 肺吸虫　肉眼观察第一中间宿主川卷螺，第二中间宿主溪蟹、蝲蛄的形态特征。

3. 日本裂体吸虫　肉眼观察中间宿主钉螺的形态特征。

4. 猪带绦虫　肉眼观察被囊尾蚴寄生的猪肉病理标本，注意囊尾蚴呈黄豆状，被宿主组织反应形成囊壁组织包围的特征。

（四）人体寄生虫的常见检查方法

1. 直接涂片法　取洁净载玻片 1 张，在中央滴加 1～2 滴生理盐水，用竹签挑取绿豆大小的粪便，在生理盐水中涂匀，制成 2cm×3cm 均匀薄膜，厚薄以能透过涂片看见字迹为宜。先用低倍镜下观察，如有必要，再用高倍镜观察，但需加上盖玻片，以免污染镜头。

2. 饱和盐水漂浮法　用竹签挑取黄豆大小的粪便标本，置于盛有少量饱和盐水的浮聚瓶内，将粪便与饱和盐水混匀，再滴加饱和盐水至瓶口，以略高出瓶口又不溢出为宜，盖上载玻片。静置 15 分钟后，将载玻片迅速翻转提起，盖上盖玻片，置于显微镜下检查虫卵。

3. 透明胶纸法　取大小约 2cm×6cm 的透明胶带，粘贴在洁净载玻片上备用。检查时将胶带纸一端掀起 3/4，用胶带纸有胶的一面在受检者肛门周围轻轻粘贴，然后将有胶的一面平贴在载玻片上置于显微镜下检查。

二、实验结果

1. 绘制蛔虫卵、钩虫卵、蛲虫卵、肝吸虫卵、肺吸虫卵、日本裂体吸虫卵、带绦虫卵的镜下形态。

2. 记录粪便直接涂片法、饱和盐水漂浮法、透明胶纸法检查虫卵的结果。

（梁艳丽）

教学大纲（参考）

一、课程性质

病原生物与免疫学基础是中等职业教育护理专业重要的专业选修课程。本课程的主要内容包括病原生物、免疫学基础、寄生虫三部分。本课程的任务是让学生具有常见病原生物、寄生虫、免疫学基本知识和基本技能，培养学生树立服务人民、奉献社会的人生观，养成爱岗敬业的职业道德和求真求实的科学精神。本课程的先修课程包括《解剖学基础》，同步课程和后续课程包括《药物学基础》《护理基础》《传染病护理》《内科护理》。

二、课程目标

通过本课程的学习，使学生达到如下要求：

（一）职业素养目标

1. 具有敬佑生命、救死扶伤、甘于奉献、大爱无疆的职业精神。

2. 具有实事求是、踏实严谨的科学素养和珍视生命、爱岗敬业的职业素养。

3. 具有无菌观念和生物安全意识，为今后的临床护理学习和工作奠定良好基础。

（二）专业知识和技能目标

1. 掌握细菌的主要生物学特性和致病性。

2. 掌握常见病原微生物的主要生物学特性、致病性及防治原则。

3. 熟悉免疫学相关概念和临床免疫应用。

4. 了解常见人体寄生虫的形态特征、生活史和致病性。

5. 学会消毒、灭菌、无菌操作、预防医院感染的方法。

6. 学会使用显微镜油镜进行标本观察，常见传染病、寄生虫病检验标本的采集方法。

三、学时安排

教学内容	学时		
	理论	实践	小计
一、绪论	1		1
二、细菌概述	7	6	13
三、免疫学基础	11		11
四、临床免疫	5	2	7
五、常见病原体	6		6
六、病毒概述	2		2
七、常见病毒	6		6
八、其他微生物	1		1
九、人体寄生虫学概述	1		1
十、常见人体寄生虫	4	2	6
合计	44	10	54

四、课程内容和要求

单元	教学内容	教学要求	教学活动参考	参考学时 理论	参考学时 实践
一、绪论	（一）微生物与人类的关系 （二）病原生物的概念与特点 （三）免疫的概念与功能	了解 掌握 熟悉	理论讲授 多媒体演示	1	
二、细菌概述	（一）细菌的形态与结构 1. 细菌的大小与形态 （1）细菌的大小 （2）细菌的形态 2. 细菌的结构 （1）细菌的基本结构 （2）细菌的特殊结构 3. 细菌形态的检查方法 （1）不染色标本检查法 （2）染色标本检查法 实验一　细菌的形态与结构观察 （1）显微镜油镜的使用与保养方法 （2）细菌的基本形态和特殊结构观察 （3）细菌涂片标本制作和革兰氏染色法 （二）细菌的生长繁殖与变异 1. 细菌的生长繁殖 （1）细菌生长繁殖的条件 （2）细菌的繁殖方式与速度 （3）细菌的人工培养 2. 细菌的代谢产物 （1）细菌合成代谢产物及其意义 （2）细菌分解代谢产物及其意义 3. 细菌的遗传与变异 （1）概念与类型 （2）常见的细菌变异现象 （3）细菌遗传变异在医学上的应用 实验二　细菌人工培养与生长现象观察 （1）常用培养基的制备 （2）细菌接种法 （3）细菌生长现象及代谢产物观察	 了解 熟悉 掌握 掌握 了解 熟悉 熟练掌握 学会 学会 熟悉 熟悉 熟悉 掌握 了解 熟悉 熟悉 了解 学会 熟练掌握 学会	理论讲授 多媒体演示 案例分析 技能操作 技能操作	7	2 2

单元	教学内容	教学要求	教学活动参考	参考学时	
				理论	实践
二、细菌概述	（三）细菌与外界环境				
	1. 细菌的分布				
	（1）细菌在自然界的分布	了解			
	（2）细菌在正常人体的分布	熟悉			
	2. 消毒与灭菌				
	（1）基本概念	掌握			
	（2）物理消毒灭菌法	掌握			
	（3）化学消毒灭菌法	熟悉			
	3. 医院感染				
	（1）医院感染的概念及来源	掌握			
	（2）常见的医院感染及诱发因素	熟悉			
	（3）医院感染的预防和控制	了解			
	实验三　细菌分布与消毒灭菌		技能操作		
	（1）细菌的分布检查	学会			
	（2）消毒灭菌试验	熟练掌握			
	（3）药物敏感试验	熟练掌握			2
	（四）细菌的致病性与感染				
	1. 细菌的致病性				
	（1）细菌的毒力	掌握			
	（2）细菌的侵入数量	了解			
	（3）细菌的侵入途径	了解			
	2. 感染的来源与类型				
	（1）感染的概念	掌握			
	（2）感染的来源	熟悉			
	（3）感染的类型	掌握			
三、免疫学基础	（一）抗原		理论讲授多媒体演示案例教学角色扮演情景教学	11	
	1. 抗原的概念与特性				
	（1）抗原的概念	掌握			
	（2）抗原的特性	掌握			
	（3）抗原的特异性	熟悉			
	2. 决定抗原免疫原性的条件	掌握			
	3. 医学上重要的抗原	熟悉			
	4. 佐剂	了解			

单元	教学内容	教学要求	教学活动参考	参考学时	
				理论	实践
三、免疫学基础	（二）免疫球蛋白				
	1. 概念	掌握			
	2. 免疫球蛋白的结构与功能				
	（1）免疫球蛋白的结构	熟悉			
	（2）免疫球蛋白的生物学功能	掌握			
	3. 五类免疫球蛋白的特性	熟悉			
	（三）免疫系统				
	1. 免疫器官				
	（1）中枢免疫器官	掌握			
	（2）外周免疫器官	掌握			
	2. 免疫细胞				
	（1）T 细胞	掌握			
	（2）B 细胞	掌握			
	（3）NK 细胞	熟悉			
	（4）抗原提呈细胞	熟悉			
	3. 免疫分子	了解			
	（四）免疫应答				
	1. 免疫应答的概念、类型、过程及特点				
	（1）免疫应答的概念	了解			
	（2）免疫应答的类型	掌握			
	（3）免疫应答的基本过程	熟悉			
	（4）免疫应答的主要特点	熟悉			
	2. B 细胞介导的体液免疫应答				
	（1）抗体产生的一般规律	掌握			
	（2）体液免疫的生物学效应	熟悉			
	3. T 细胞介导的细胞免疫应答				
	（1）效应 T 细胞的作用	熟悉			
	（2）细胞免疫的生物学效应	了解			
	4. 免疫耐受	了解			
	5. 免疫调节	了解			
	（五）抗感染免疫				
	1. 固有免疫				
	（1）屏障结构	掌握			
	（2）吞噬细胞	掌握			

单元	教学内容	教学要求	教学活动参考	参考学时 理论	参考学时 实践
三、免疫学基础	（3）体液中的抗微生物物质	了解			
	2. 适应性免疫				
	（1）体液免疫抗感染的特点	掌握			
	（2）细胞免疫抗感染的特点	掌握			
四、临床免疫	（一）超敏反应		理论讲授 多媒体演示 案例分析 小组讨论		
	1. Ⅰ型超敏反应				
	（1）发生机制	掌握			
	（2）特点	熟悉			
	（3）常见疾病	掌握			
	（4）防治原则	熟悉			
	2. Ⅱ型超敏反应				
	（1）发生机制	掌握			
	（2）特点	熟悉			
	（3）常见疾病	掌握			
	3. Ⅲ型超敏反应				
	（1）发生机制	掌握			
	（2）特点	熟悉			
	（3）常见疾病	掌握			
	4. Ⅳ型超敏反应				
	（1）发生机制	掌握		5	
	（2）特点	熟悉			
	（3）常见疾病	掌握			
	（二）免疫学检测				
	1. 抗原或抗体检测				
	（1）抗原或抗体检测的原理	了解			
	（2）抗原或抗体检测的类型	熟悉			
	2. 免疫细胞功能测定	了解			
	（三）免疫学防治				
	1. 免疫预防				
	（1）人工主动免疫	掌握			
	（2）人工被动免疫	掌握			
	2. 免疫治疗	了解			
	实验四　免疫学实验		技能操作		2
	（1）豚鼠过敏反应	学会			
	（2）抗原抗体反应	学会			

单元	教学内容	教学要求	教学活动参考	参考学时	
				理论	实践
五、常见病原体	（一）化脓性球菌		理论讲授 小组讨论 多媒体演示 案例分析 角色扮演 情景教学	6	
	1. 葡萄球菌属				
	（1）主要生物学特性	掌握			
	（2）致病性	掌握			
	（3）标本的采集与检查	熟悉			
	（4）防治原则	了解			
	2. 链球菌属	掌握			
	3. 其他常见化脓性球菌	了解			
	（二）肠道杆菌				
	1. 埃希菌属	掌握			
	2. 沙门菌属	掌握			
	3. 志贺菌属	熟悉			
	4. 变形杆菌属	了解			
	（三）弧菌属				
	1. 霍乱弧菌	掌握			
	2. 副溶血性弧菌	了解			
	（四）厌氧性细菌				
	1. 破伤风梭菌	掌握			
	2. 产气荚膜梭菌	熟悉			
	3. 肉毒梭菌	了解			
	4. 无芽孢厌氧菌	了解			
	（五）分枝杆菌属				
	1. 结核分枝杆菌	掌握			
	2. 麻风分枝杆菌	了解			
	（六）其他病原性细菌	了解			
六、病毒概述	（一）病毒的基本性状		理论讲授 小组讨论 多媒体演示 案例分析	2	
	1. 病毒的大小与形态	掌握			
	2. 病毒的结构、化学组成与功能	掌握			
	3. 病毒的增殖与干扰现象	掌握			
	4. 病毒的抵抗力与变异性	掌握			
	5. 病毒的分类	了解			
	（二）病毒的致病性与免疫性				
	1. 病毒的感染方式和类型				
	（1）病毒的感染方式与途径	熟悉			

单元	教学内容	教学要求	教学活动参考	参考学时	
				理论	实践
六、病毒概述	(2) 病毒的感染类型	熟悉			
	2. 病毒的致病性				
	(1) 引起宿主受染细胞的改变	掌握			
	(2) 病毒感染的免疫病理作用	熟悉			
	(3) 病毒的免疫逃避	了解			
	3. 抗病毒免疫				
	(1) 固有免疫	熟悉			
	(2) 适应性免疫	熟悉			
	(3) 抗病毒免疫的持续时间	了解			
	(三) 病毒感染的检查与防治原则				
	1. 病毒感染的微生物学检查方法				
	(1) 标本的采集、保存与送检	熟悉			
	(2) 病毒感染的分离培养与检查方法	了解			
	2. 病毒感染的防治原则				
	(1) 人工主动免疫常用生物制品	熟悉			
	(2) 人工被动免疫常用生物制品	熟悉			
	(3) 病毒感染的药物和生物制剂治疗	了解			
七、常见病毒	(一) 呼吸道病毒		理论讲授 多媒体演示 案例分析	6	
	1. 流行性感冒病毒				
	(1) 生物学特性	掌握			
	(2) 致病性与免疫性	熟悉			
	(3) 防治原则	了解			
	2. 麻疹病毒				
	(1) 生物学特性	掌握			
	(2) 致病性与免疫性	熟悉			
	(3) 防治原则	了解			
	3. 冠状病毒				
	(1) 普通冠状病毒	掌握			
	(2) SARS 冠状病毒	熟悉			
	(3) 2019 新型冠状病毒	熟悉			
	4. 其他呼吸道病毒	了解			
	(二) 肠道病毒				
	1. 脊髓灰质炎病毒	熟悉			
	2. 其他肠道病毒	了解			

单元	教学内容	教学要求	教学活动参考	参考学时	
				理论	实践
七、常见病毒	（三）肝炎病毒				
	1. 甲型肝炎病毒	掌握			
	2. 乙型肝炎病毒				
	（1）生物学特性	掌握			
	（2）致病性与免疫性	熟悉			
	（3）抗原抗体检查	熟悉			
	（4）防治原则	了解			
	3. 其他肝炎病毒	了解			
	（四）人类免疫缺陷病毒				
	1. 生物学特性	掌握			
	2. 致病性与免疫性	熟悉			
	3. 防治原则	了解			
	（五）其他病毒				
	1. 狂犬病病毒	掌握			
	2. 流行性乙型脑炎病毒	熟悉			
	3. 其他虫媒病毒	了解			
	4. 疱疹病毒	熟悉			
	5. 出血热病毒	了解			
	6. 轮状病毒	熟悉			
八、其他微生物	（一）支原体	熟悉	理论讲授 讨论 多媒体演示 案例分析 情景教学	1	
	（二）衣原体	熟悉			
	（三）立克次体	熟悉			
	（四）螺旋体				
	1. 钩端螺旋体	掌握			
	2. 梅毒螺旋体	掌握			
	（五）放线菌	了解			
	（六）真菌				
	1. 生物学特性	掌握			
	2. 致病性	熟悉			
	3. 标本采集与检查	了解			
	4. 防治原则	了解			
九、人体寄生虫概述	（一）寄生现象与生活史		理论讲授 多媒体演示	1	
	1. 寄生现象	掌握			
	2. 生活史	掌握			

单元	教学内容	教学要求	教学活动参考	参考学时	
				理论	实践
九、人体寄生虫概述	（二）寄生虫与宿主的相互关系				
	1. 寄生虫对宿主的作用	熟悉			
	2. 宿主对寄生虫的作用	熟悉			
	（三）寄生虫病的流行与防治原则				
	1. 寄生虫病的流行环节	熟悉			
	2. 影响寄生虫病流行的因素	了解			
	3. 寄生虫病的防治原则	了解			
十、常见人体寄生虫	（一）医学蠕虫		理论讲授多媒体演示		
	1. 似蚓蛔线虫	熟悉			
	2. 钩虫	熟悉			
	3. 蠕形住肠线虫	了解			
	4. 华支睾吸虫	熟悉			
	5. 日本裂体吸虫	熟悉			
	6. 猪带绦虫	了解			
	（二）医学原虫				
	1. 溶组织内阿米巴	熟悉			
	2. 疟原虫	熟悉			
	3. 刚地弓形虫	了解		4	
	4. 阴道毛滴虫	了解			
	（三）医学节肢动物				
	1. 医学节肢动物的共同特征和主要分类	了解			
	2. 医学节肢动物对人体的危害	熟悉			
	实验五　常见人体寄生虫		技能操作		2
	（1）人体常见寄生虫虫卵观察	学会			
	（2）人体常见寄生虫成虫、幼虫观察	学会			
	（3）吸虫中间宿主、猪带绦虫感染阶段标本观察	学会			
	（4）人体寄生虫的常见检查方法	熟练掌握			

五、说明

（一）教学安排

本教学大纲主要供中等卫生职业教育护理专业教学使用,第二学期开设,总学时为 54 学时,其中理论教学 44 学时,实践教学 10 学时。学分为 3 学分。

（二）教学要求

1. 本课程是思想政治教育的重要环节和有效载体。教学过程中应在课程思政理念指导下，突出价值引领，注重社会主义核心价值观的培养。本课程对理论部分的教学要求分为三个层次：掌握、熟悉、了解。掌握是指对知识与技能有较准确的理解，并能灵活地运用于实践；熟悉是指能够领悟基本概念、基本原理的含义，解释常见医学现象；了解是指对基本知识、基本理论能有一定的认识，能记忆、会运用。

2. 本课程对实践教学的要求分为熟练掌握和学会两个层次。熟练掌握是指学生能够独立、正确、规范地完成相关的技能操作，并能熟练运用。学会是指在教师的指导下能初步实施所学技能操作。

（三）教学建议

1. 教学过程中突出对重点知识与技能的掌握与熟悉，传授专业知识的同时，充分融入思政教育教学内容，培养学生"敬佑生命、救死扶伤、甘于奉献、大爱无疆"的职业精神。

2. 教学中充分体现"岗课赛证融通"的理念，充分对接护士执业资格标准，加强学生动手能力和专业实践操作技能培养，培养社会需要的高技能人才目标。

3. 教学评价应通过课堂提问、布置作业、单元目标测试、社会调查、案例分析讨论、实践考核、期末考试等多种形式，对学生进行学习能力、实践能力和应用新知识能力的综合考核，以期完成教学目标提出的各项任务。

4. 本课程重视对学生分析问题和解决问题能力的培养，包括专业能力、方法能力与社会能力。教学中淡化学科意识，进行科学的、合理的工作任务分析，有效地将病原生物学与免疫学、寄生虫学融入专业课，使教学更具针对性、适用性和实用性，提高课堂效率。课程设计过程要有利于学生的自主创新性学习，有利于培养学生的科学意识和科学思维能力。

参 考 文 献

[1] 诸欣平,苏川.人体寄生虫学[M].8版.北京:人民卫生出版社,2013.

[2] 李明远,徐志凯.医学微生物学[M].3版.北京:人民卫生出版社,2015.

[3] 曹雪涛,何维.医学免疫学[M].3版.北京:人民卫生出版社,2015.

[4] 吕瑞芳,张晓红.病原生物与免疫学基础[M].3版.北京:人民卫生出版社,2015.

[5] 叶薇.寄生虫检验技术[M].3版.北京:人民卫生出版社,2016.

[6] 刘忠立,白春玲.疾病学基础[M].北京:人民卫生出版社,2016.

[7] 李凡,徐志凯.医学微生物学[M].9版.北京:人民卫生出版社,2018.

[8] 薛士鹏,韩冬霞.病原生物与免疫学基础[M].北京:人民卫生出版社,2018.

[9] 郑小波,王有刚.病原生物与免疫学基础[M].北京:科学出版社,2018.